我的科学漫画书

U0794636

# 你好！小医生

## 人体健康探秘之旅

绘知堂科普馆 编绘

中国石化出版社
HTTP://WWW.SINOPEC-PRESS.COM

**图书在版编目（CIP）数据**

你好！小医生：人体健康探秘之旅 / 绘知堂科普馆编绘．—北京：中国石化出版社，2020.9
（我的科学漫画书）
ISBN 978-7-5114-5917-6

Ⅰ.①你… Ⅱ.①绘… Ⅲ.①人体－少儿读物 Ⅳ.① R32-49

中国版本图书馆 CIP 数据核字（2020）第 170574 号



**中国石化出版社出版发行**
地址：北京市东城区安定门外大街 58 号
邮编：100011 电话：(010) 57512500
发行部电话：(010) 57512575
http：//www.sinopec-press.com
E-mail：press@sinopec.com
北京富泰印刷有限责任公司印刷
全国各地新华书店经销
*
889×1194 毫米毫米 16 开本 6 印张 68 千字
2020 年 11 月第 1 版 2020 年 11 月第 1 次印刷
定价：36.00 元

# 推荐序·一

“我是从哪里来的？我是怎么长大的？”小朋友们是不是有过这样的疑问呢？

细菌、病毒是怎样的“怪物”？发烧、咳嗽到底是怎么回事？在医院，医生要如何帮助小朋友打败这些“坏蛋”呢？

本书用专业的知识、简单明了的语言、生动活泼的图画向你展示了生命的发展过程、疾病的发病机制以及治愈过程。

医学有着很多秘密在等着你去探索，这本科普图书能让你更科学地了解人类自身，提高对生理和疾病过程的认识，同时也希望你能走进医学、爱上医学！

首都医科大学附属北京友谊医院

儿科主治医师　姚艳青

# 推荐序·二

随着我国经济的快速增长及人民生活水平的提高，健康成为百姓最具普遍意义的美好生活需要，而构建全民健康的社会仅依赖专业医学人才及疾病医疗体系是远远不够的。每个人都是自己健康的第一责任人，个人行为与生活方式对健康的影响至关重要。

然而，目前的现状是医学知识在我国的普及率较低，很多人对自己的生理及病理状态缺乏最基本的了解，容易造成无病投医、有病不投医或乱投医的现象。因此，普及医学知识，提高主动健康意识及自我健康管理能力至关重要。

《你好！小医生——人体健康探秘之旅》这本漫画科普书从人体的个体发育、组织器官的结构、功能及人体常见的疾病症状、体征等深入浅出地做了介绍，具有很高的专业水准。通俗的语言、生动的漫画，孩子们可在好奇心和求知欲的驱动下，了解体内的防御系统抵抗病原体的过程及表现出的各种症状，从小建立健康意识，增强免疫系统的防御能力，茁壮成长。学龄期孩子适合与家长一起开启亲子共读，相信无论是成人还是儿童都能在阅读中轻松认识自身的成长发育过程，未来在身体出现异常时能够处变不惊，正确地寻求医生的帮助。

北京大学基础医学院免疫学系

系主任　博士生导师

邱晓彦教授

# 前　言

每一个生命都是自然的馈赠，每一个生命都来之不易。小朋友们，我们每个人的生命都始于一颗小小的受精卵，逐渐成长为胚胎，再到成人。从受精卵到成人过程中的任意一个阶段，我们都可能会被“坏蛋”盯上，遭受各种不良因素的影响，妨碍我们长得像妈妈一样高、变得像爸爸一样壮。在我们身体中，有着各种组织和器官，它们团结一致，共同抗敌。在大多数情况下，我们都能够依靠自身的能力打败“坏蛋”，健康茁壮成长。蕴含在其中的原因，我们或许可以用医学来诠释。

我们非常感激能够有这样一个机会以“小老师”的身份将我们所学的知识传递给你！医学是一个非常非常庞大的知识体系，虽然医学一直在不断发展，但是还是有许许多多的疾病仍然没被研究透彻。我们在书中提到了一些发育过程中的现象、微生物与人体之间的关系、一些疾病发生的原因等，目的并不是为了指导小朋友们自己治疗疾病，而是希望能够帮助建立一种对待生理与病理现象的客观态度、培养对医学的兴趣。

最后，感谢首都医科大学附属北京友谊医院儿科姚艳青老师提供的专业指导与帮助，还有我们的“小画家”杨芯昱姐姐的潜心创作！如有不足之处，还望各位小朋友、大朋友批评指正。

本书文字作者：林发、王彤彤

# 人物介绍

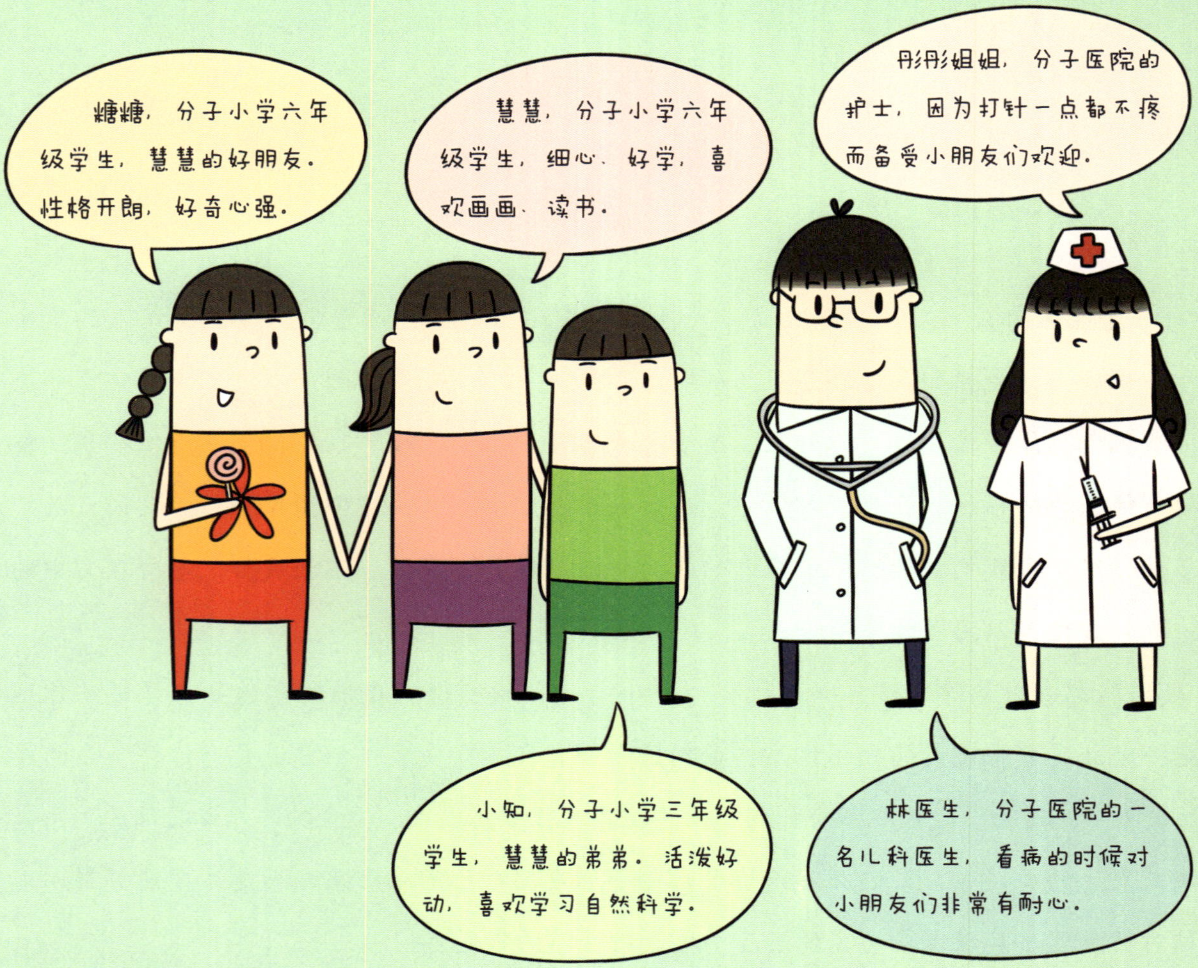


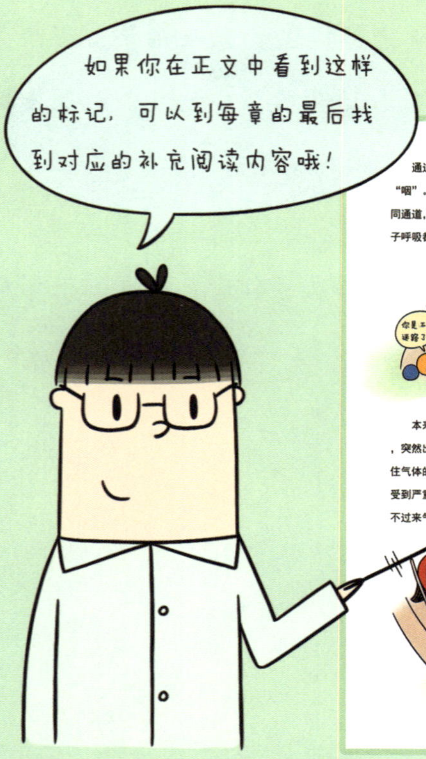


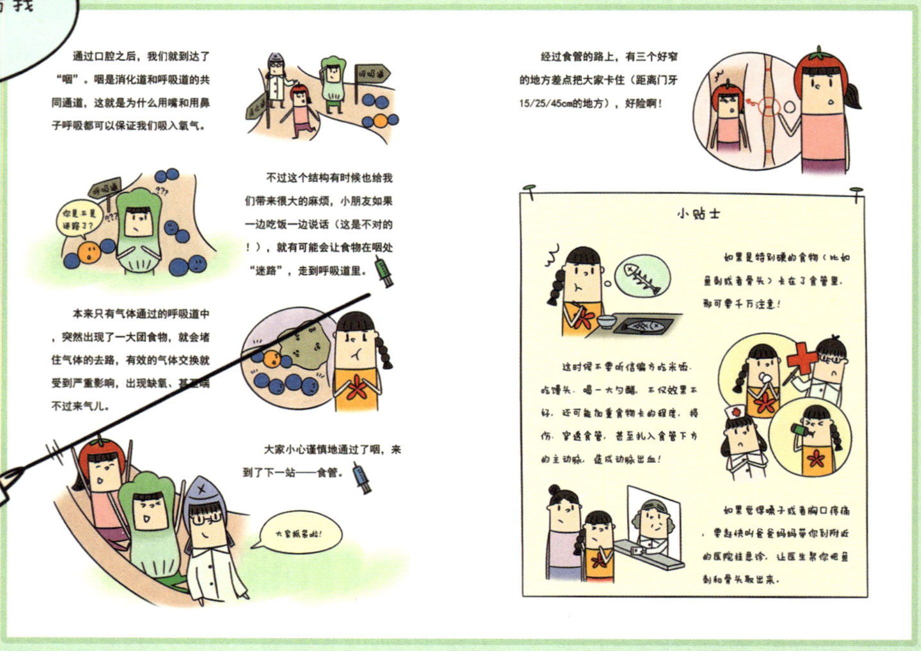

通过口腔之后，我们就到达了“咽”。咽是消化道和呼吸道的共同通道，这就是为什么用嘴和用鼻子呼吸都可以保证我们吸入氧气。

不过这个结构有时候也给我们带来很大的麻烦，小朋友如果一边吃饭一边说话（这是不对的！），就有可能会让食物在咽处“迷路”，走到呼吸道里。

本来只有气体通过的呼吸道中，突然出现了一大团食物，就会堵住气体的去路，有效的气体交换就受到严重影响，出现缺氧、甚至喘不过来气儿。

大家小心谨慎地通过了咽，来到了下一站——食管。

经过食管的路上，有三个好窄的地方差点把大家卡住（距离门牙15/25/45cm的地方），好险啊！

小贴士

如果是特别硬的食物（比如鱼刺或者骨头）卡在了食管里，那可要千万注意！

这时候不要听信偏方吃米饭、吃馒头、喝一大勺醋，不仅效果不好，还可能加重食物卡的程度，损伤、穿透食管，甚至扎入食管下方的主动脉，造成动脉出血！

如果觉得嗓子或者胸口疼痛，要赶快叫爸爸妈妈带你到附近的医院挂急诊，让医生帮你把鱼刺和骨头取出来。

# 目录

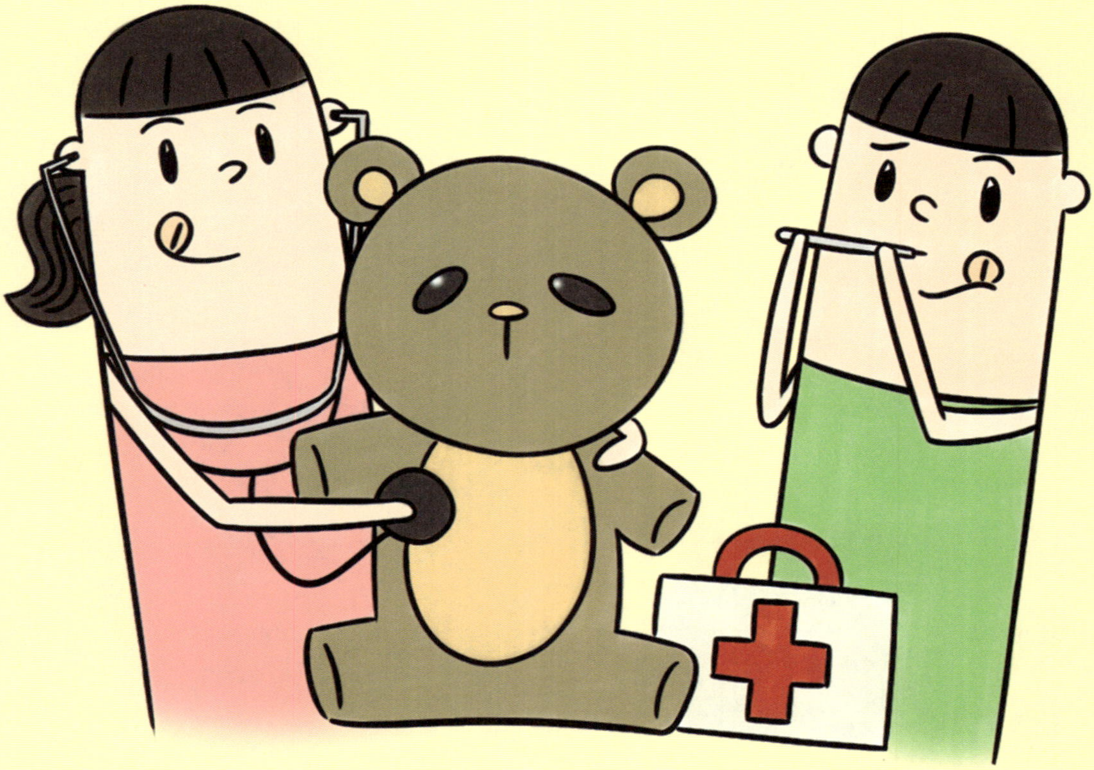

# 了解自己，从身心健康开始！

每个人的生命都始于妈妈肚子里一个小小的细胞，经过十分漫长的发育，细胞变成组织，组织变成器官，器官形成系统，系统塑造小婴儿，呱呱坠地、长大成人。在生长发育的过程中，身体各部位均在协调性地匹配生长发育。了解自己成长的过程，有助于我们判断自己的身体健康状况。

在这一章中，我们将会一起了解每位小朋友的身体和心理是如何慢慢成长起来的，并在林医生的带领下参观医院儿科，看一看医生是如何为小朋友们进行诊断的！

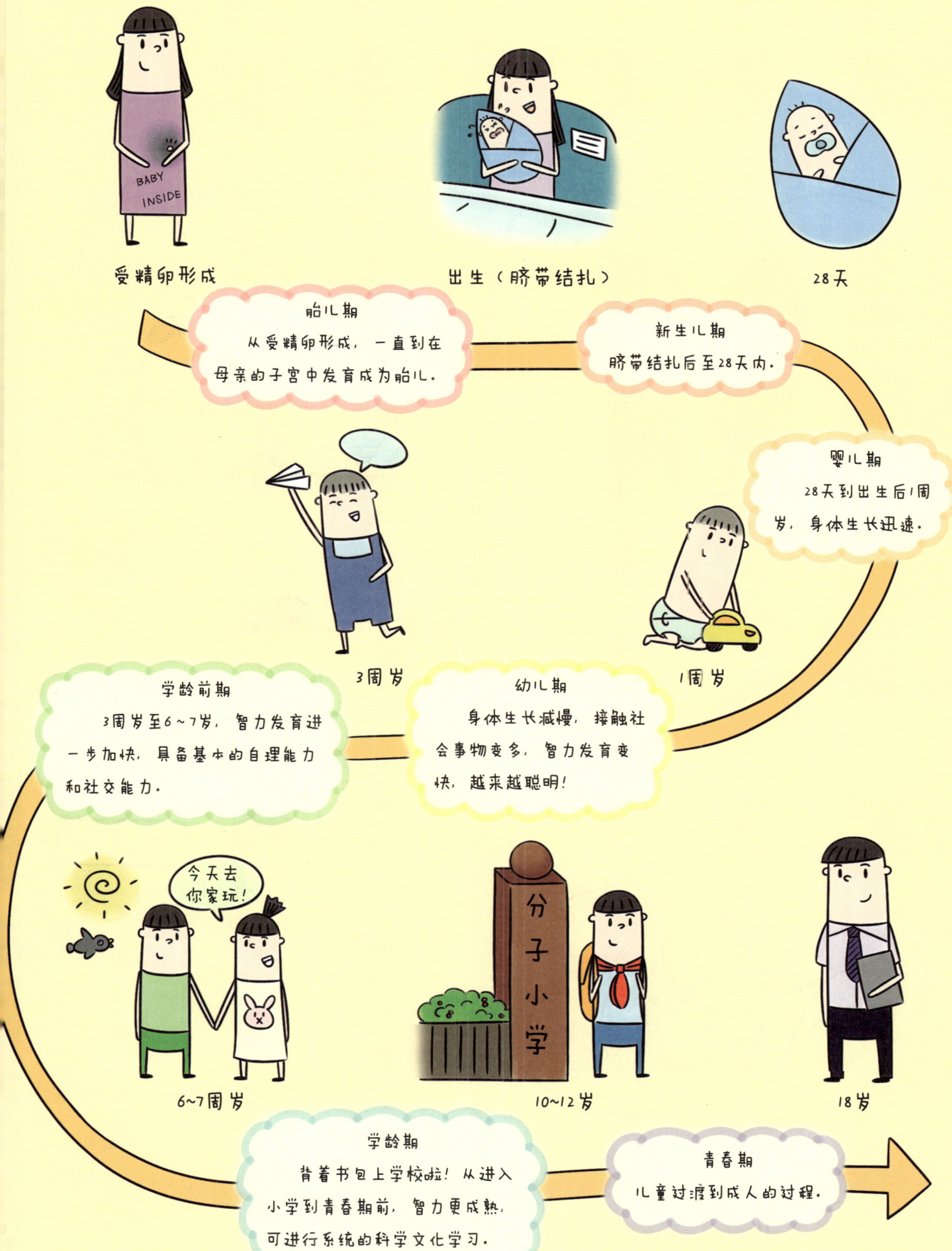
BABY INSIDE
受精卵形成
出生（脐带结扎）
28天
胎儿期
从受精卵形成，一直到在母亲的子宫中发育成为胎儿。
新生儿期
脐带结扎后至28天内。
婴儿期
28天到出生后1周岁，身体生长迅速。
3周岁
1周岁
学龄前期
3周岁至6~7岁，智力发育进一步加快，具备基本的自理能力和社交能力。
幼儿期
身体生长减慢，接触社会事物变多，智力发育变快，越来越聪明！
今天去你家玩！
分子小学
6~7周岁
10~12岁
18岁
学龄期
背着书包上学校啦！从进入小学到青春期前，智力更成熟，可进行系统的科学文化学习。
青春期
儿童过渡到成人的过程。

世上的每个人都是独一无二的，但生长发育过程会有相似之处。这个规律可以帮助我们判断自己处在哪个生长发育阶段，如果在一定的时间内没有达到标准，可能就需要找医生帮助纠正了。

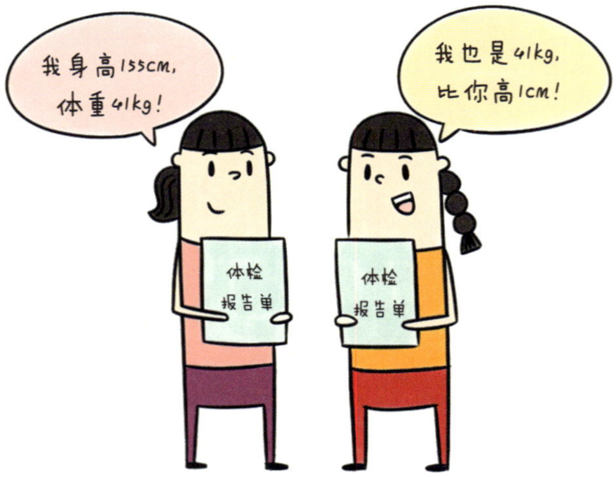
我身高155cm，体重41kg！
我也是41kg，比你高1cm！
体检报告单
体检报告单

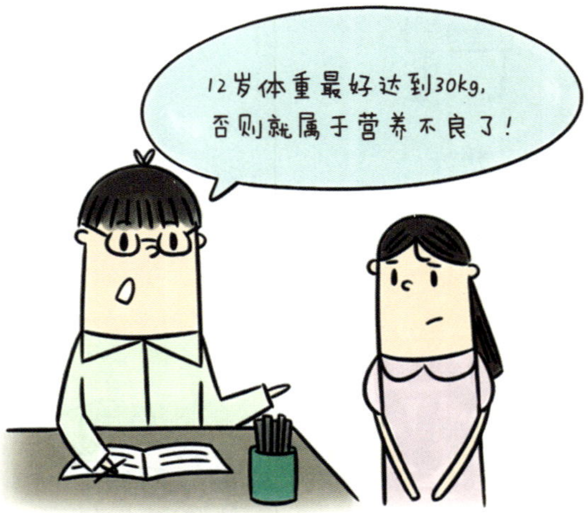
12岁体重最好达到30kg，否则就属于营养不良了！

## 体格生长发育

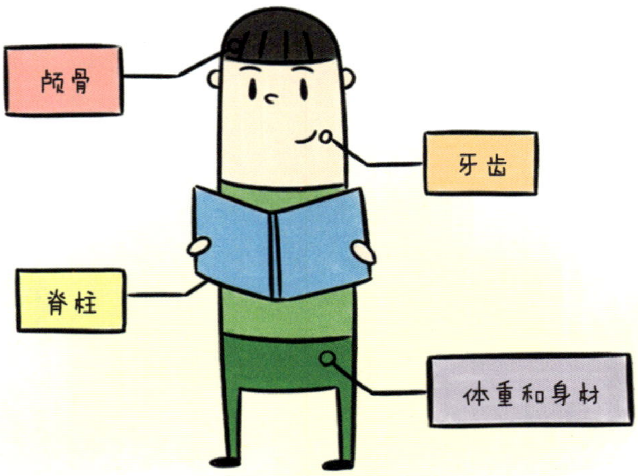
颅骨
牙齿
脊柱
体重和身材

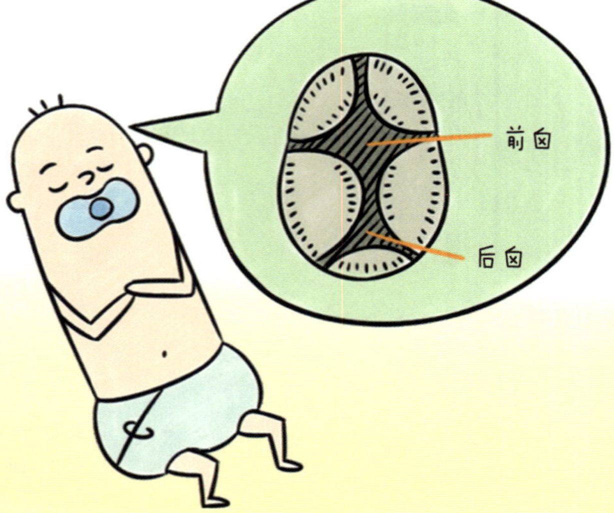


### 颅骨

刚来到这个世界时，你的样貌和现在是很不一样的。头上的骨头间留有小缝和小孔，使你能够顺利地从妈妈的肚子里降生。

出生后，头骨上的菱形小孔（前囟）会在2岁之前长好，而后面三角形的小孔（后囟）在出生后6～8个星期就会关闭。

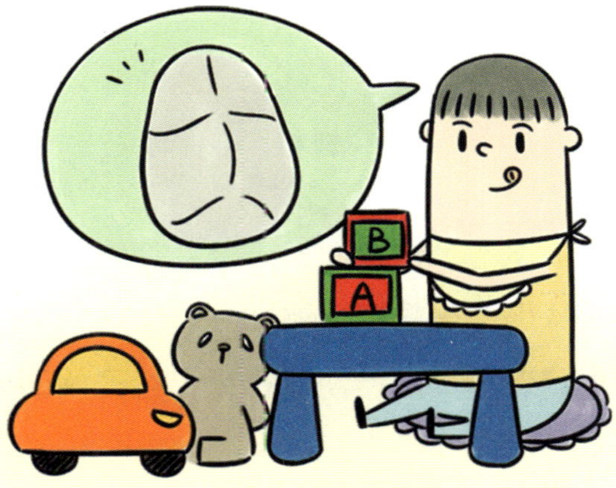


牙齿

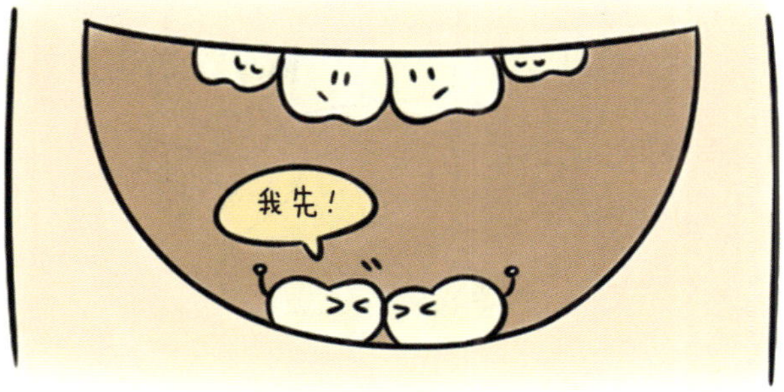


乳牙悄悄地藏在牙龈里，4到10个月大时就会慢慢地从牙龈里“钻”出来，先长下牙再长上牙，先长门牙再长出侧牙。

由于乳牙的生长，小朋友可能偶尔会流口水，这是非常正常的现象，不应该因此而嘲笑他们。

在6～12岁时，乳牙们会被更加结实的恒牙取代，恒牙将伴随我们直到变老，因此你要好好爱护自己的牙齿。

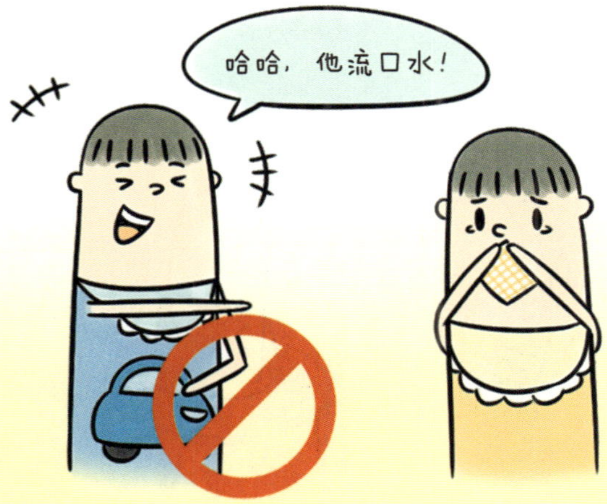


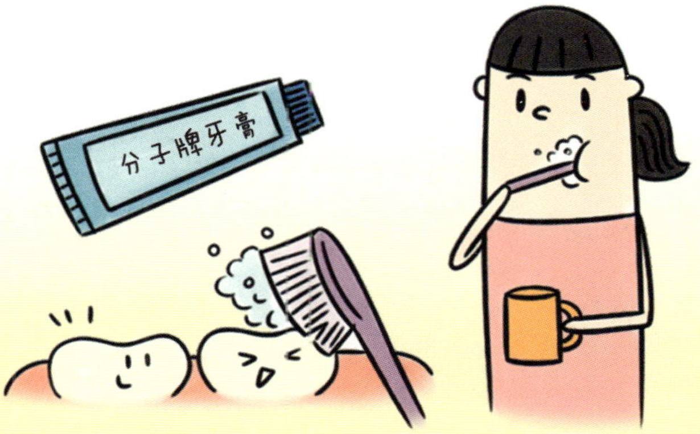

## 脊柱

在成长过程中，婴儿的脊椎一共有四个生理弯曲。胚胎期骶椎就已经开始凹向前方。

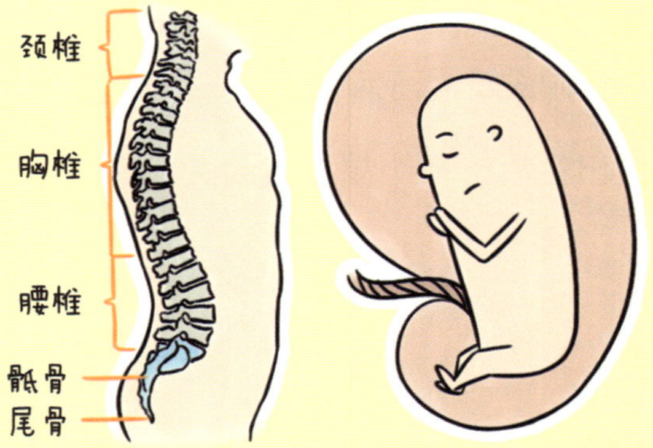


3个月大时，你学会了抬头，因此颈椎向前凸出。

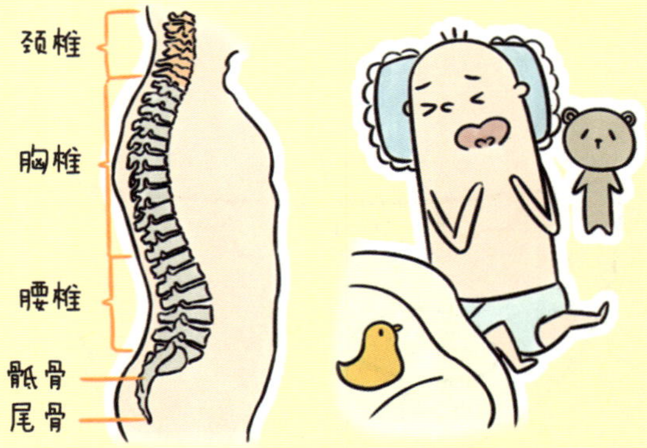


6个月大时，你能够坐在妈妈的腿上玩耍，胸椎因而开始向后凸出。

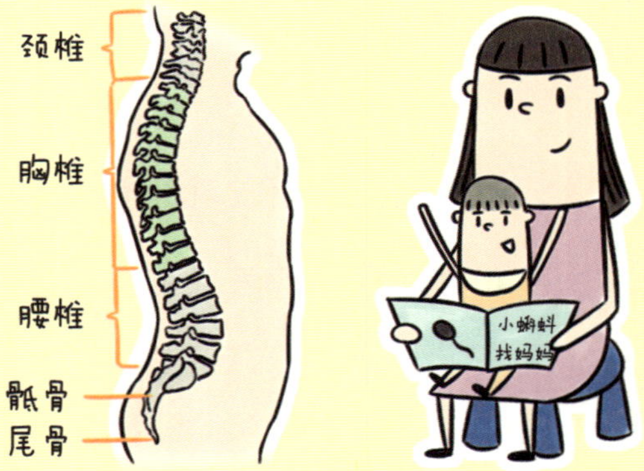


1岁时，你开始学着用小脚丫站在地上，于是腰椎渐渐向前凸出。这样的变化让小朋友在站立时能够承受住上半身的重量。

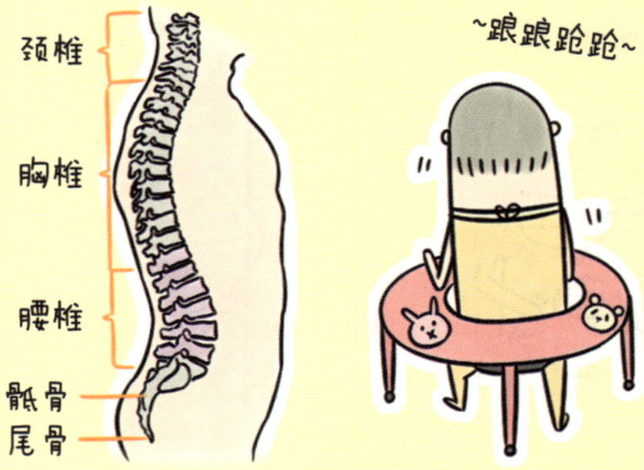

这些变化要在6～7岁时才能被韧带相对固定，因此保持良好的坐姿就成了一件很重要的事情。

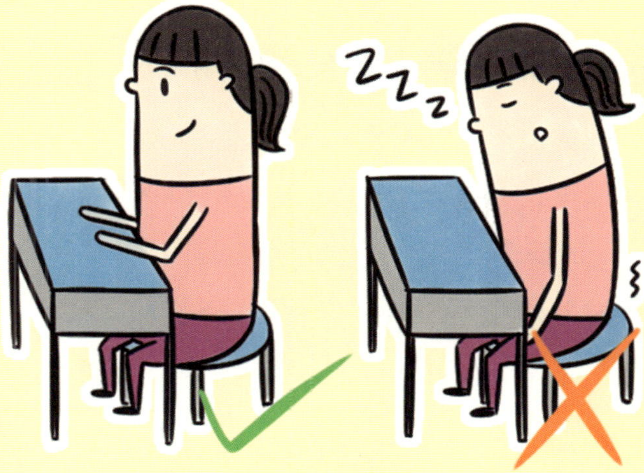


## 体重和身材

和身体相比，刚出生的婴儿的头显得有点大；但伴随着年龄的增长，身体开始变得匀称并且协调。

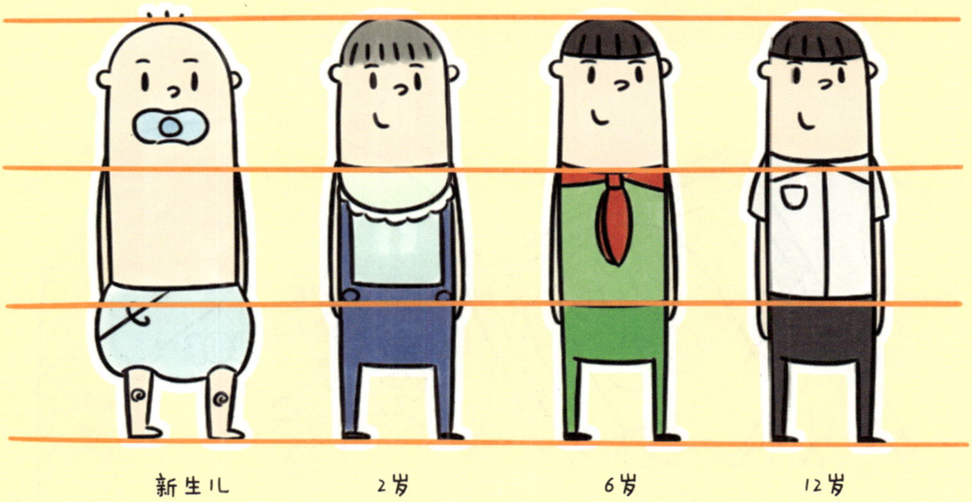


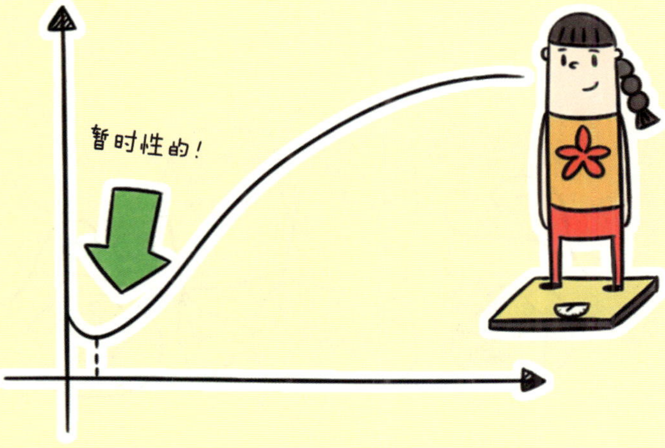


体重是衡量生长和营养水平的重要指标，也最容易波动。新出生的婴儿体重会暂时下降，随后会渐渐增长。

在婴儿期与青春期，小朋友会经历生长发育的两个高峰。在此期间，不挑食也不暴饮暴食，你才能健健康康地成长。

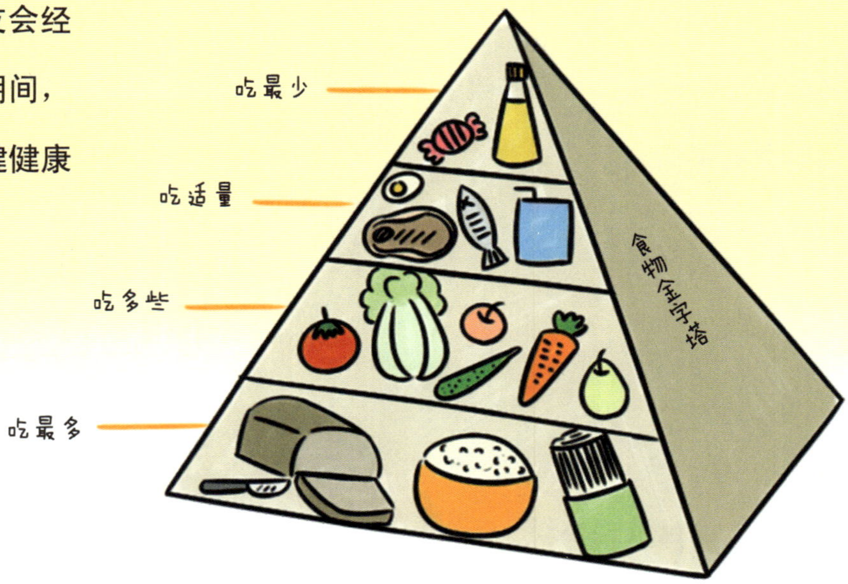


## 神经心理发育

你知道吗？刚出生的婴儿需要很多睡眠，以至于除了吃奶以外的大多数时间都在睡觉。那是因为大脑（全身最重要的器官）尚未发育完全，对于外界的刺激不太敏感。

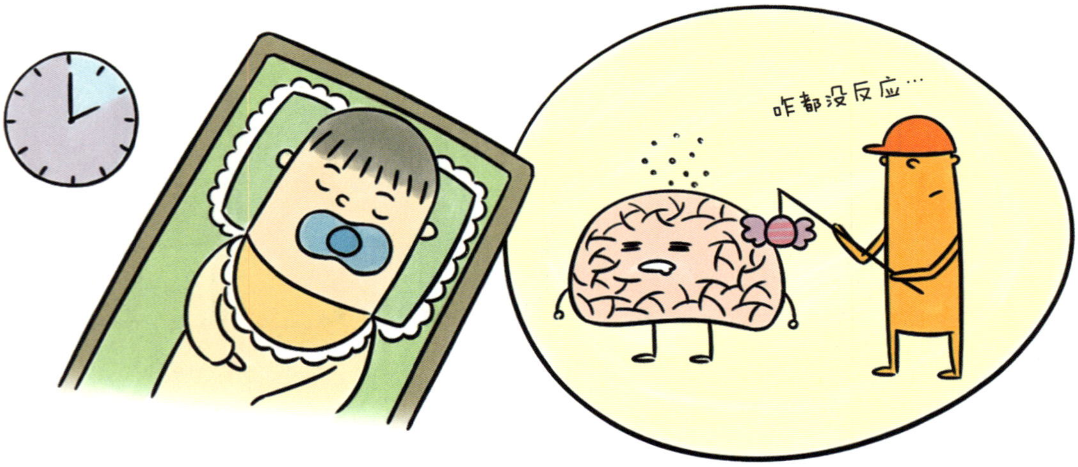


处于婴儿期的你只能看见20厘米以内的物体、听不清周围的声音、对疼痛反应迟钝，但是能闻到空气中的气味、粗略地分辨食物与其他物体的味道。

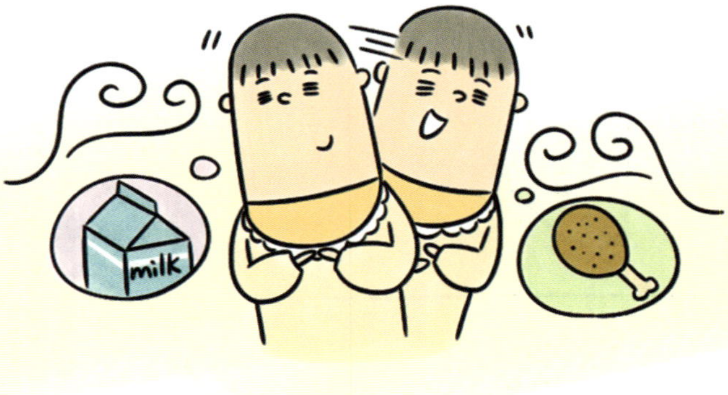

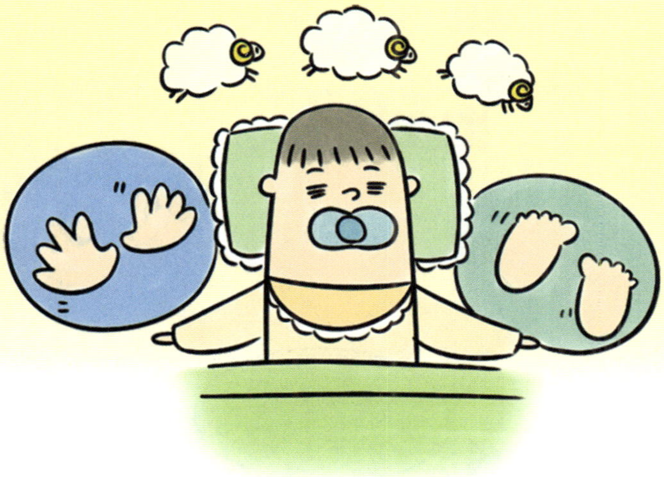

小手、小脚丫和小嘴巴的感觉已经较为敏感，能够抓住爸爸妈妈的手指，咬住送到嘴边的奶嘴。

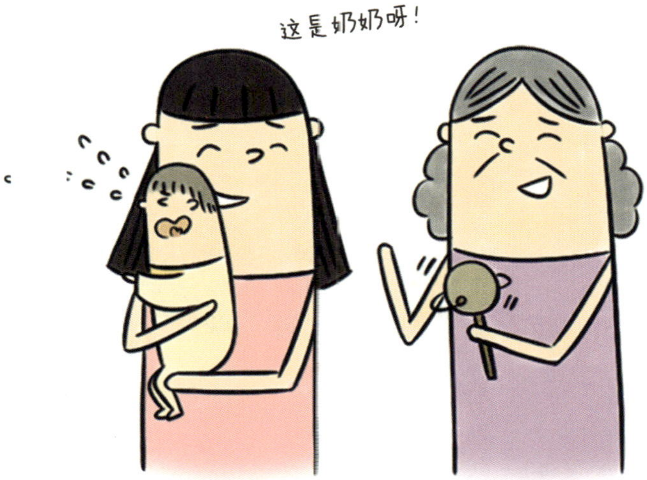


但由于对新环境不够适应，你还是容易哭闹、感到不安，需要爸爸妈妈长时间的陪伴和安抚。

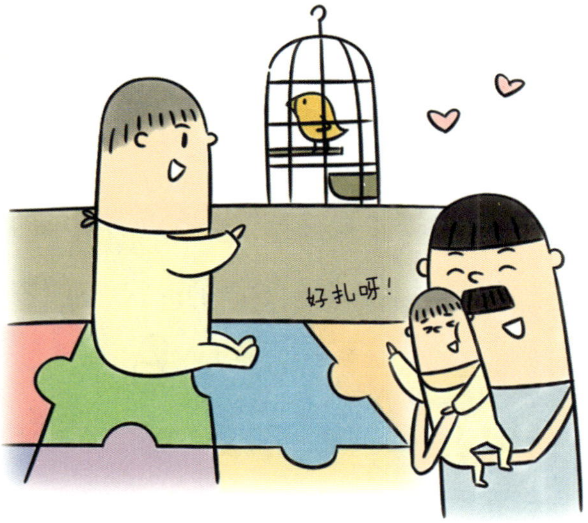


3～4个月大的时候，你开始喜欢“研究”自己的手，听见好听的声音会笑，能够区分好闻或难闻的气味，皮肤的感觉变得灵敏。

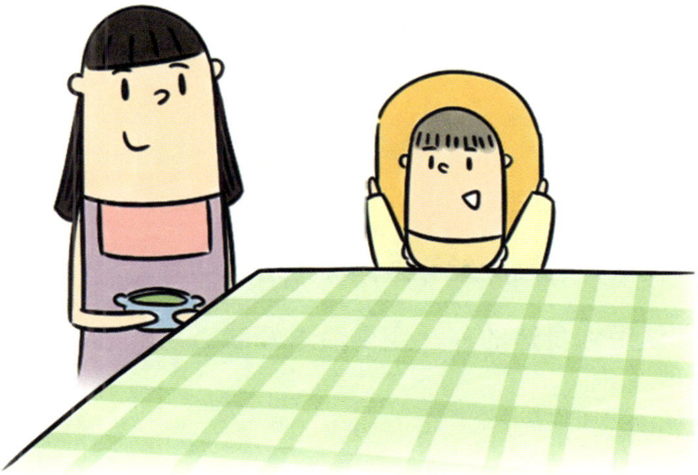

同时，对食物味道的感受也更敏感了。这时候，爸爸妈妈就要开始在食物中添加各种辅食，以适应味觉发育的关键时期。

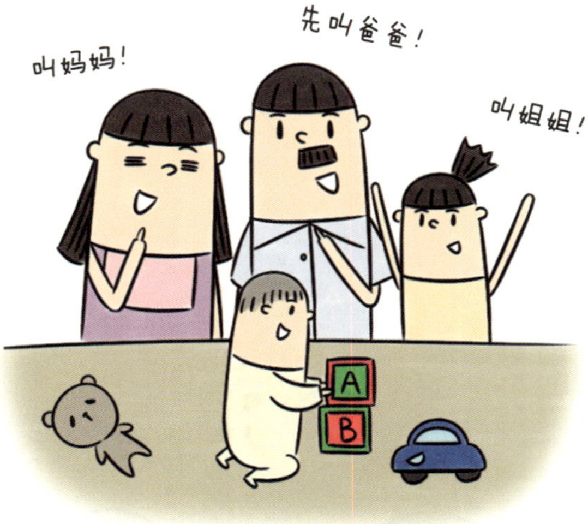
叫妈妈!
先叫爸爸!
叫姐姐!

在这个阶段，你会开始发出一些并不具备意义的音节，这对之后说出第一个单词至关重要。

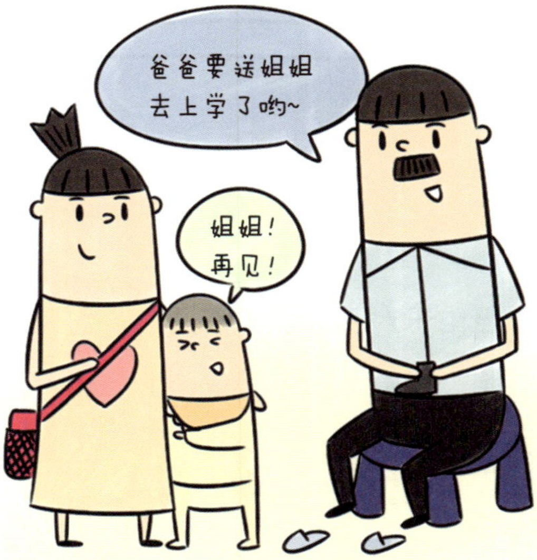
爸爸要送姐姐去上学了哟~
姐姐!再见!

再长大一些（8～9个月时），你才能够分辨语言的大致意义，能够听懂别人叫你的名字，1岁左右就能够说出像“再见”这样简单而实际的词语了！

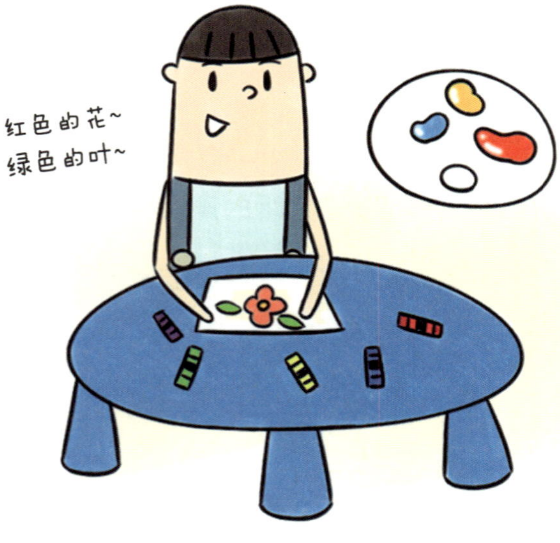
红色的花~
绿色的叶~

同时，你开始能够看见一些更加细小的物体，1岁半时能够区分不同的形状，在2岁左右具备区别各种颜色的能力。

随着大脑的发育，你醒着的时间逐渐变长，也渐渐能够感知你生活的环境和认识你身边的人，变得活泼好动。

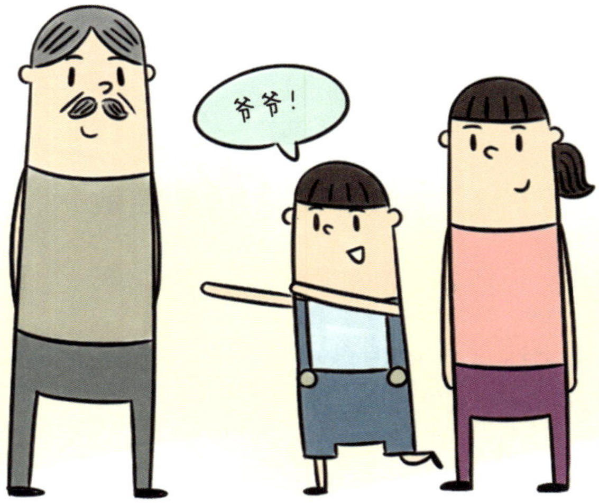
爷爷!

你能够认出自己的爸爸妈妈，开始认生、开始学会玩玩具。随着年龄增长，记忆力逐渐增强，渐渐独立，有自己的主见。

到了学龄期，你的想象力和创造力开始迅速发展，开始学会分析一些较为复杂的问题。

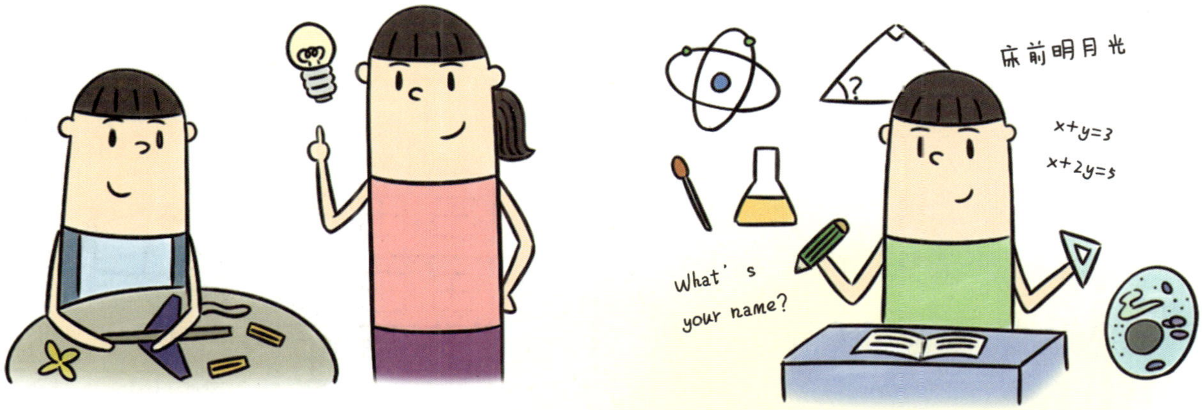


在认知能力增强的过程中，运动系统的发育也丝毫没有停滞。俗话说“二抬四翻六会坐”（一般2个月会抬头，4个月会翻身，6个月会独坐）。

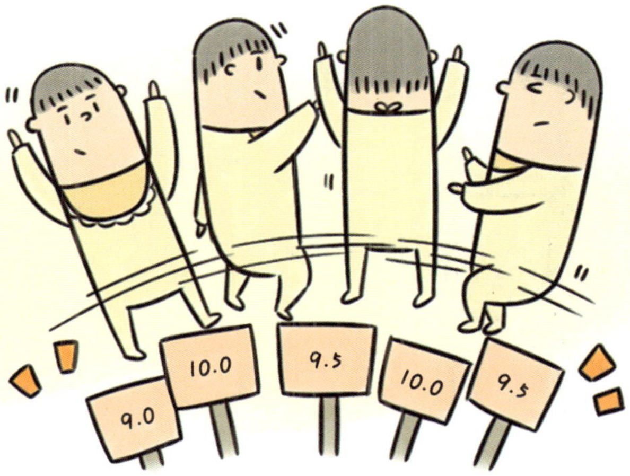


“七滚八爬周会走”（7个月会打滚，8个月会爬，12个月能独自行走），现在的你或许还能单脚跳、骑自行车或者帮忙做家务呢！

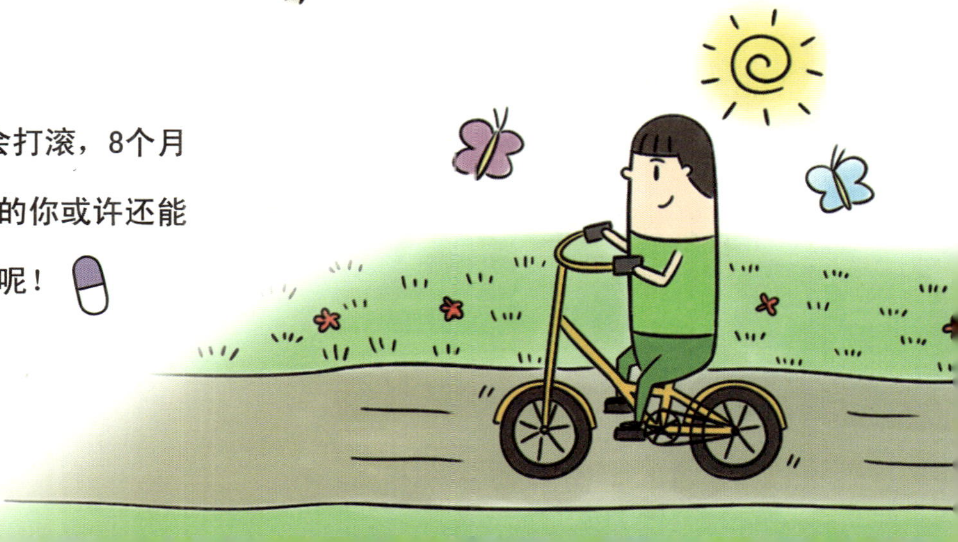

现在，你已经对自己的生长发育过程有了一定的了解，是不是觉得自己能健康成长，爸爸妈妈功不可没呢？

不过，在长大成人的过程中，你难免会遇到或大或小的健康困扰，这时就需要去医院寻求医生的帮助了。

接下来就让我们跟随林医生一起走进医院，观察医生一天的工作，了解一下医生是如何解决小患者的病痛的！

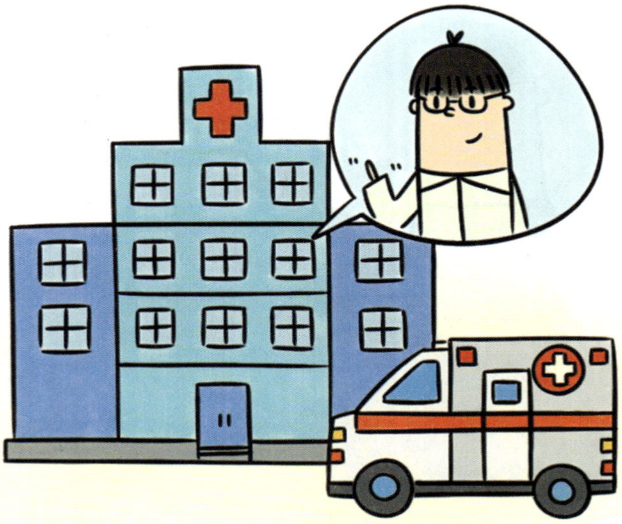

## 了解医生的一天

林医生好！

当小患者来到医院，挂号后坐在诊室时，林医生会进行病史采集，询问这次生病的情况，俗称“问诊”。其中包括——

（1） 基本信息：你的姓名、性别、年龄、哪里不舒服等。

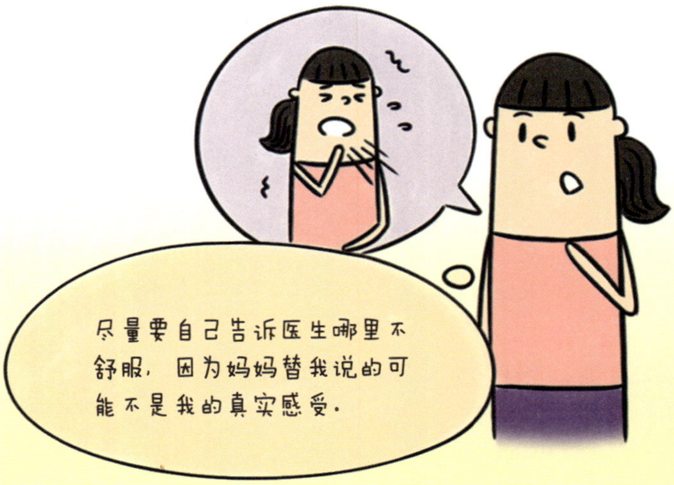
尽量要自己告诉医生哪里不舒服，因为妈妈替我说的可能不是我的真实感受。

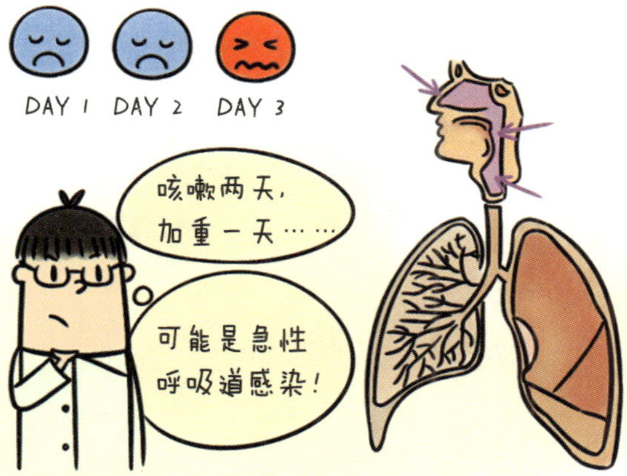
DAY 1
DAY 2
DAY 3
咳嗽两天，
加重一天……
可能是急性
呼吸道感染！

（2） 主诉：哪里最不舒服，不舒服多长时间了。林医生要在最短的时间内解决最令小患者痛苦的问题，就需要有第一印象的判断。

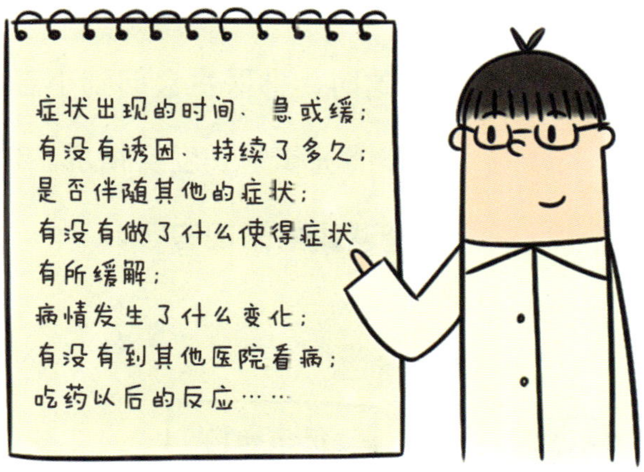
症状出现的时间、急或缓；
有没有诱因、持续了多久；
是否伴随其他的症状；
有没有做了什么使得症状
有所缓解；
病情发生了什么变化；
有没有到其他医院看病；
吃药以后的反应……

（3） 现病史：这是主要问诊内容，林医生会在这部分进行很详尽的采集。

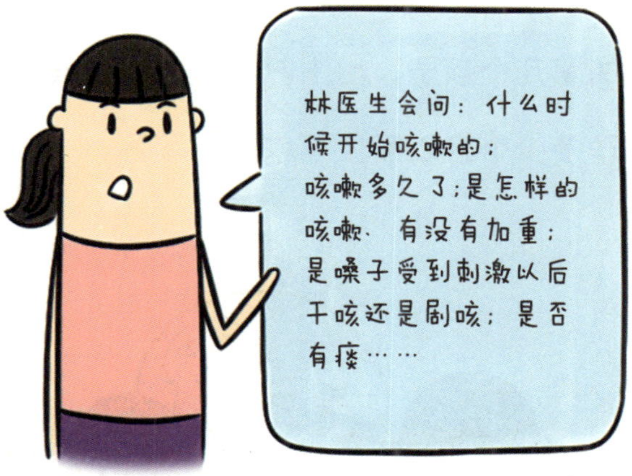
林医生会问：什么时
候开始咳嗽的；
咳嗽多久了；是怎样的
咳嗽、有没有加重；
是嗓子受到刺激以后
干咳还是剧咳；是否
有痰……

小患者提供的每一个答案都有助于医生找到问题所在，并对症解决。

例如，某医院儿科近10年接诊的因咳嗽来看病的小朋友中，有1800余人都表现为刺激性干咳、没有痰，医生最后将他们的病因确诊为“支原体肺炎”。

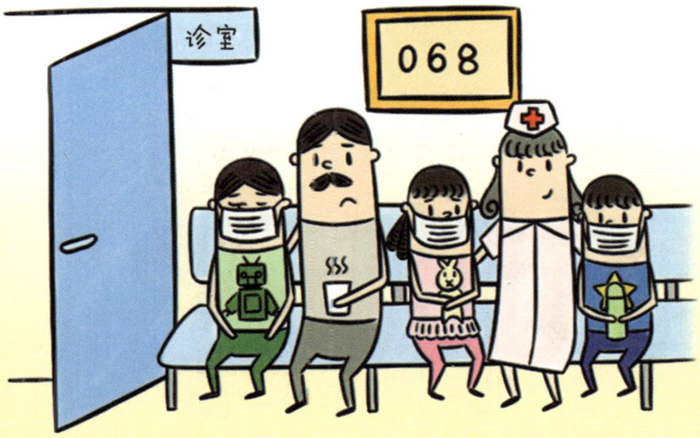

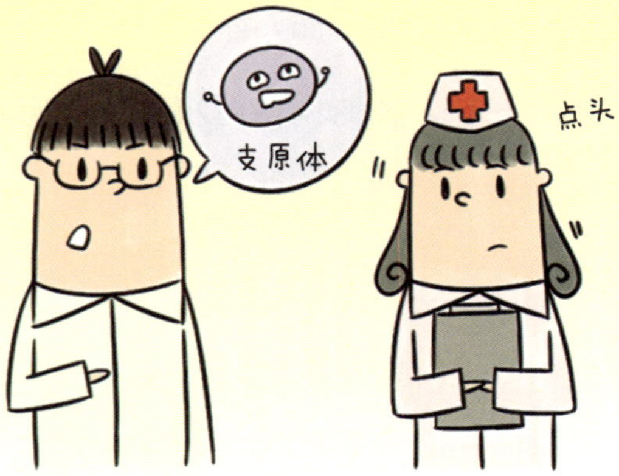


后续就会在其他辅助检查的帮助下，倾向于针对支原体肺炎进行治疗。

（4）个人史：在这时，林医生会问到小患者的出生的情况、喂养情况和生长发育情况。这部分内容就只能由爸爸妈妈来回答了。

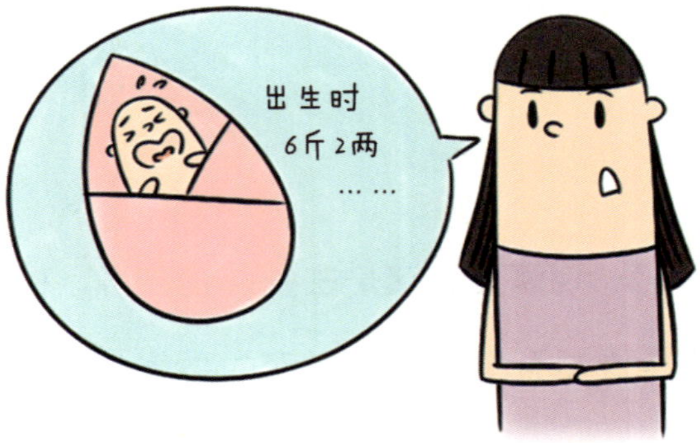


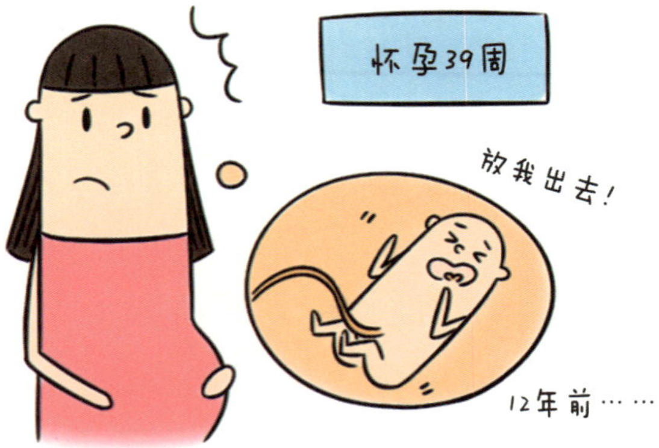


林医生可能会问爸爸妈妈小患者是家里的第几个孩子、出生时的体重、是妈妈怀孕多少个月以后生下来的，等等。

另外，医生还会问到你是否接触过得了传染病的人。

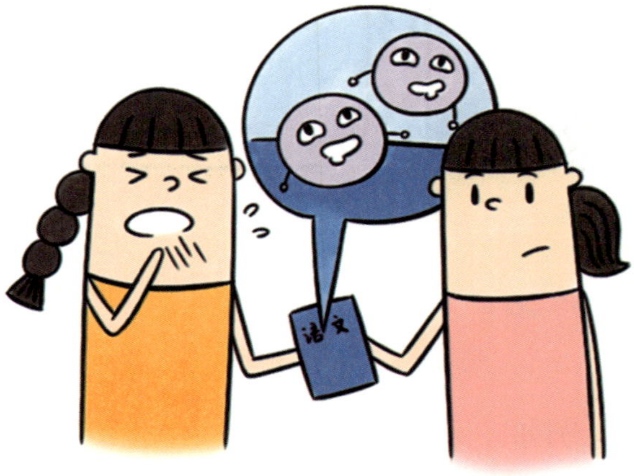

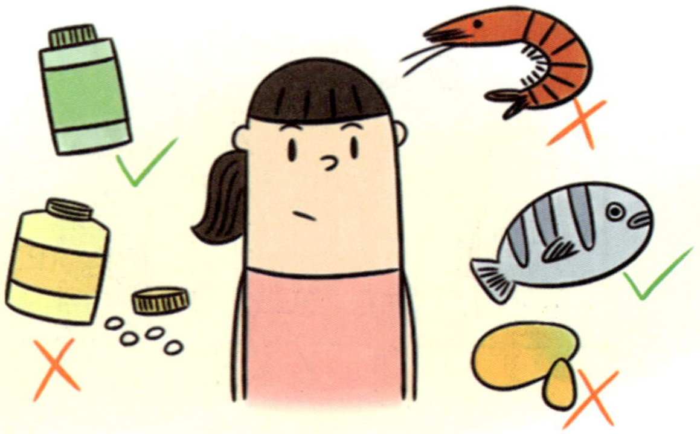

（5） 既往史：包括以前有没有得过病、是否对某些药或食物过敏等，其中过敏史非常非常重要！

林医生还会问小患者从小到大接种疫苗的情况。

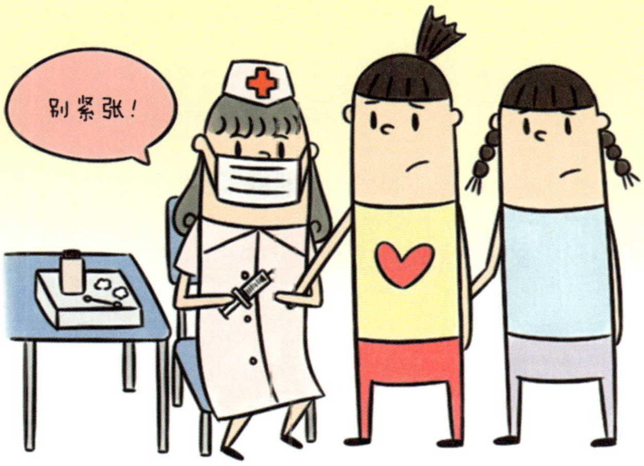


（6） 家族史：有一些疾病是家族性的，也就是说一个人得了某种病，可能与家族的遗传基因有关，这种情况我们叫它“易感性”。

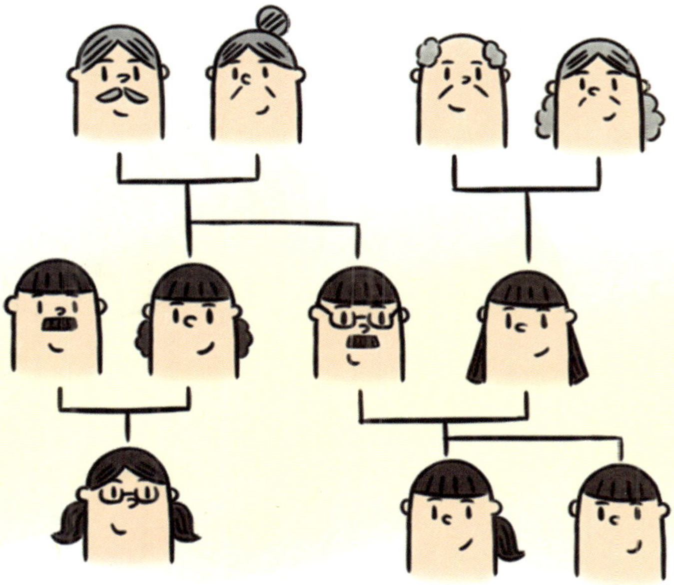

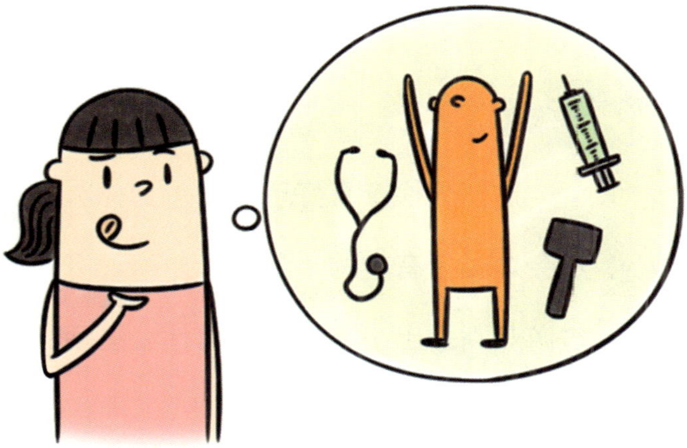

在问诊之后，林医生会对小患者进行体格检查，又称“查体”。

林医生会将一根扁平的小木棒（压舌板）伸进小患者的嘴里，让他张大嘴发出“啊……”的声音来检查口腔中的情况。

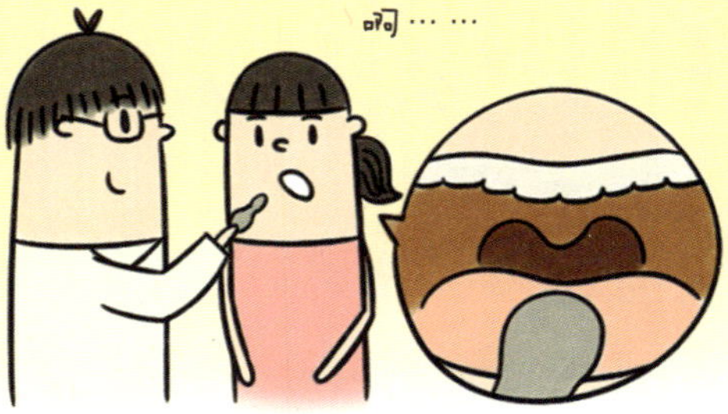


林医生还会把听诊器放在小患者的前胸和后背上，让他深呼吸、发出“一”的声音，来判断肺部有没有异常。

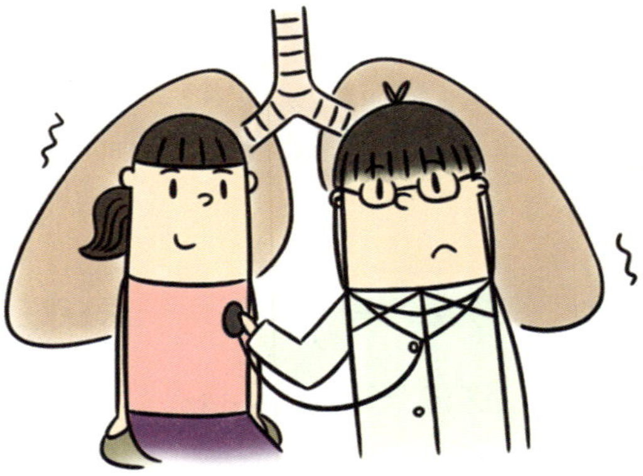

有时候，林医生会拿着一个小锤子，让小患者翘起二郎腿，然后冷不丁在他的膝盖上敲击一下，来观察小腿抬起来的情况。

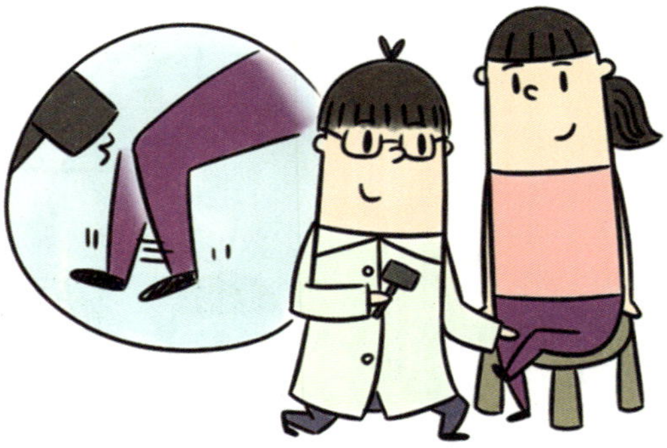

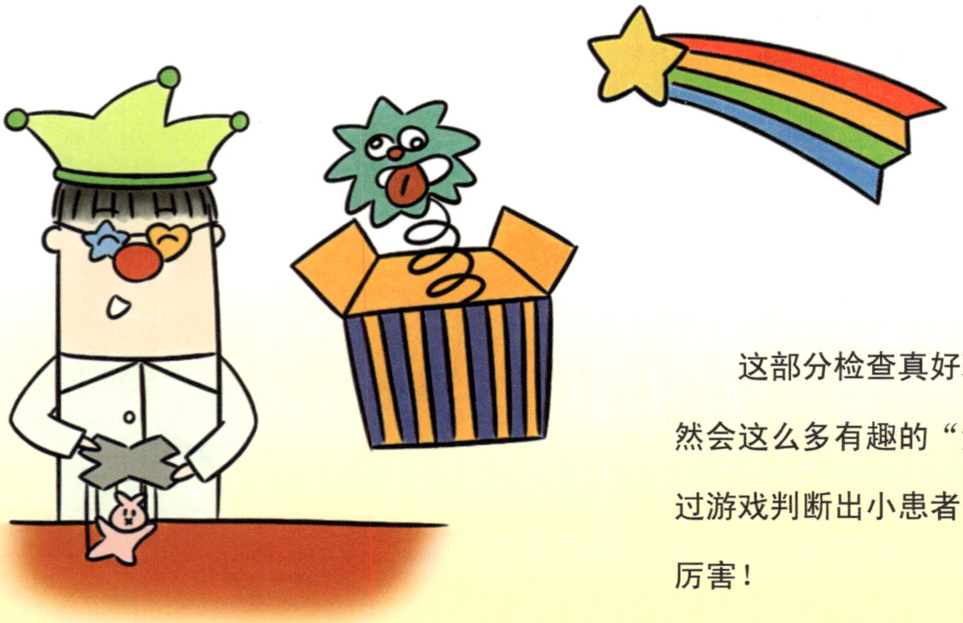

这部分检查真好玩！没想到林医生竟然会这么多有趣的“游戏”，而且可以通过游戏判断出小患者究竟为什么生病，真厉害！

做完“游戏”之后，林医生对小患者的病情有了更深刻的认识，开始在病历本上写字，又在电脑键盘上快速敲击。

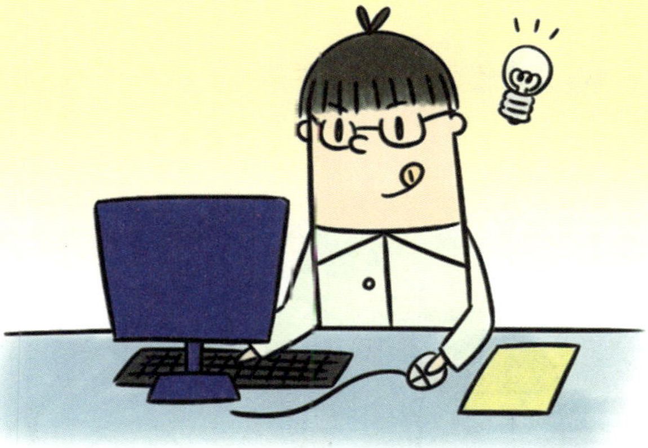

林医生在干什么呢？凑近看看——哦！原来是在给小患者安排辅助检查！比如，林医生可能会让他去扎手指头进行抽血（取指血），也可能会让他到一个房间里“拍片”等。

小患者将在医院里“探险”，认识多位医生，医生们携手找出小患者得病的原因，才能知道如何治疗。

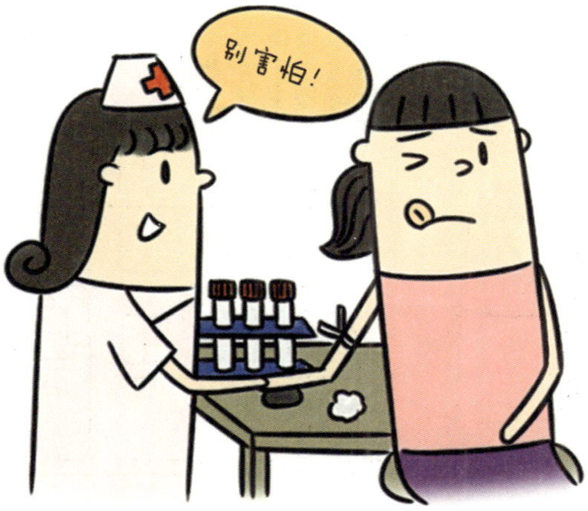


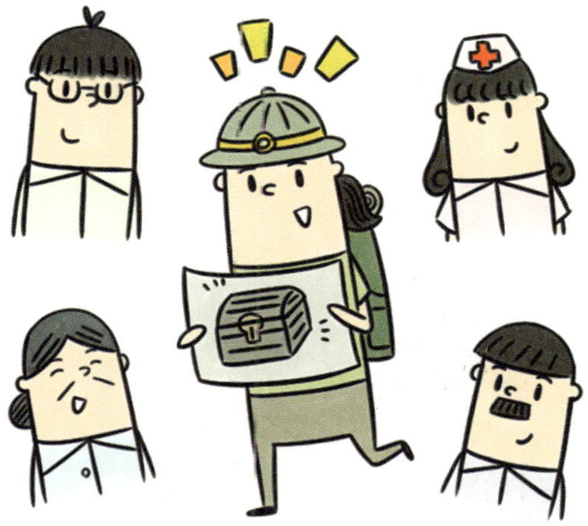

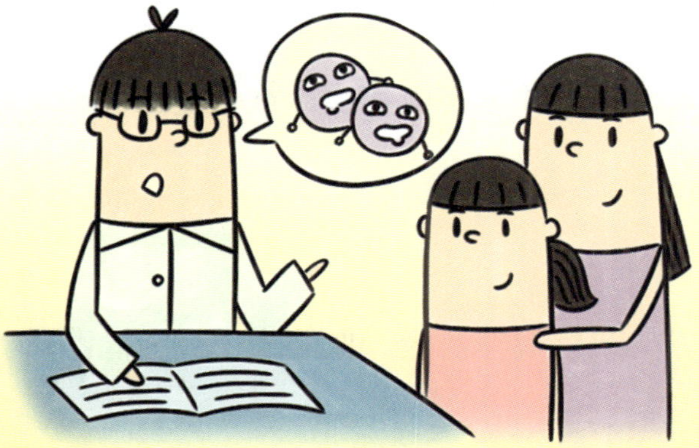

在进行完问诊、查体、辅助检查后，林医生基本能够确定小患者这次生病的原因了。他会告诉小患者得的病叫什么名字，到这里就完成了诊断的全过程。

林医生会说明之后的注意事项，开一些药丸；接下来，小患者只要按照医生说的一步一步去做，咳嗽、头痛、发烧等不舒服的症状就可以消失，小朋友又能健健康康的了！

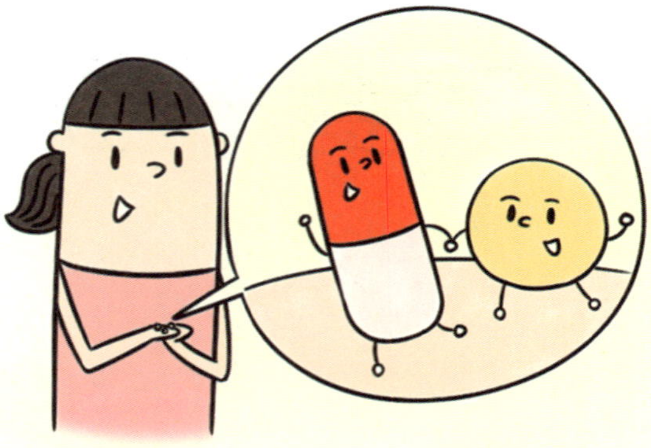

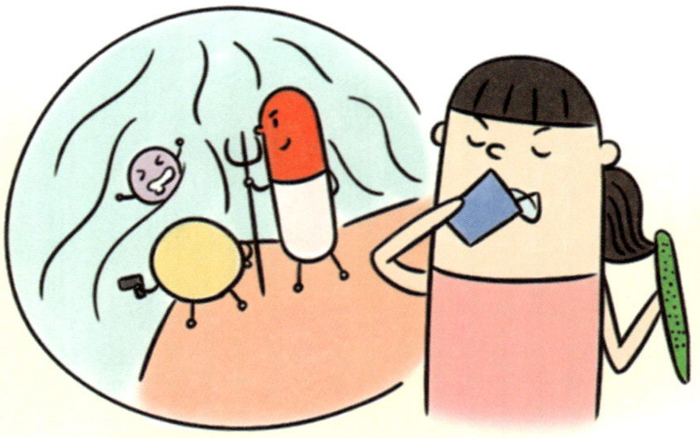

到这里，你是不是对林医生的日常工作有了一定的了解呢？以后再到医院去看病的时候，就不会感觉慌乱了！

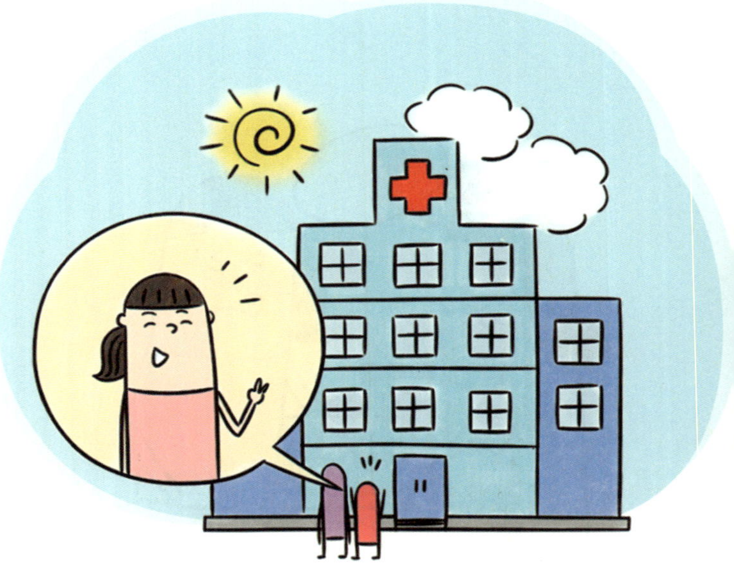

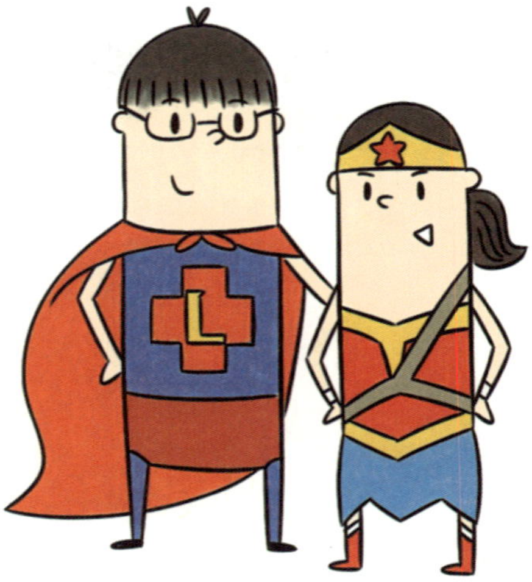

一定要记住，医生是跟我们站在同一战线的，只有和医生并肩作战，才能打败病魔、恢复健康。

在医院看病时，医生经常会要求病人去抽血、做“血常规”检查，血液当中究竟隐藏着什么秘密呢？它是如何反映人体的健康状况的？翻到下一章吧！

# 致小读者们

每个小朋友成长的速度都会受到遗传、环境因素的影响，不同器官的发育时间也存在差异。

如果爸爸妈妈发现小朋友长不大、长得太快或出现其他异常情况，就需要及时地向儿科医生寻求帮助。

这时候不需要有任何惊慌或恐惧，因为这不仅仅是为了看病，医生也可以更好地指导爸爸妈妈把小朋友照顾好。

小朋友在幼儿期和上学前具备一定的独立性，但又无法完全脱离家长，可能表现得有时较为叛逆、有时较为顺服，这时爸爸妈妈需要和小朋友多沟通，找到问题所在。

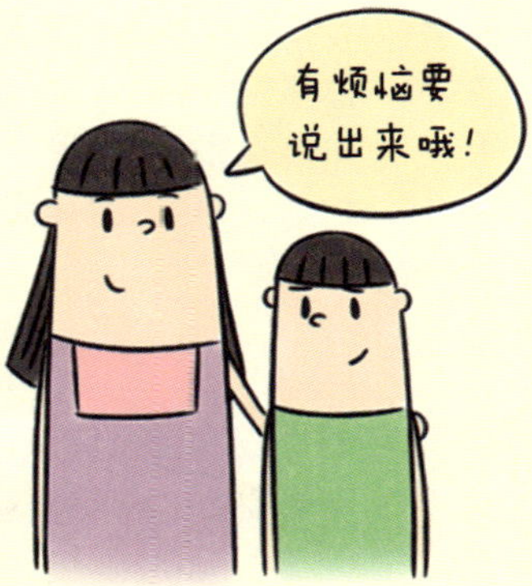
有烦恼要
说出来哦！

上学后，有的小朋友可能容易因为学习成绩产生自卑感，这时千万不要着急，放慢脚步，逐渐找到学习方法，树立起自信心，一定会进步得很快！

当成长到青春期后，孩子同样需要爸爸妈妈的陪伴和理解，正确处理心理压力，解决学业、情感问题，塑造正确的人生观、价值观和世界观。

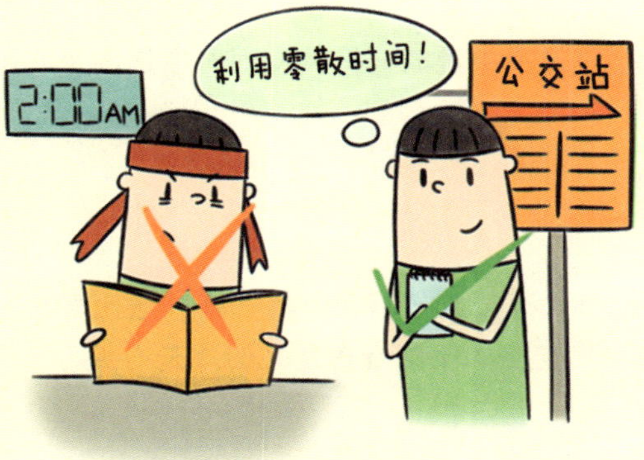
2:00AM
利用零散时间！
公交站

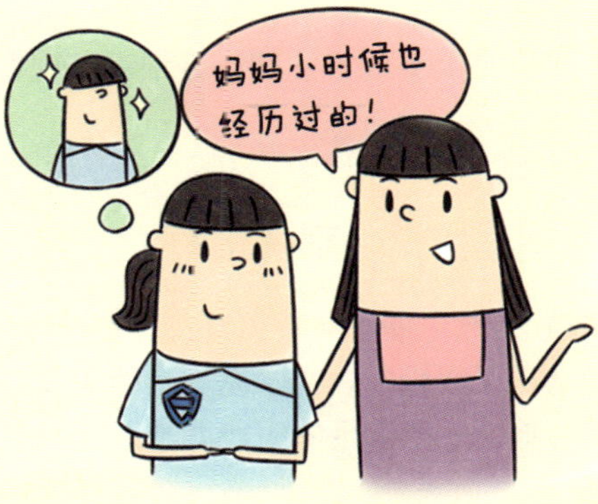
妈妈小时候也
经历过的！

## 牙齿的生长

人一生有乳牙（共20颗）和恒牙（共28～32颗）两副牙齿。出生后1年如果还没有乳牙长出来，称为乳牙萌出延迟，这时候就需要去看医生了。正常来讲，小朋友在3岁左右，乳牙就已经长齐了。

## 脊柱

人的脊柱由33块椎骨（颈椎7块，胸椎12块，腰椎5块，骶骨、尾骨共9块）构成。自然弯曲的脊椎在小朋友长到6～7岁时，会被韧带、关节及椎间盘等固定。在成长期间，注意坐、立、走路的姿势，选择合适的桌椅，对保证脊柱正常形态具有至关重要的意义！

## BMI指数

体质指数（Body Mass Index，简称BMI）是目前国际公认、衡量人体胖瘦程度以及是否健康的一项重要指标。计算公式是体重（kg）除以身高（m）的平方。参考范围①偏瘦：BMI≤18.4；②正常：BMI=18.5～23.9；③过重：BMI=24.0～27.9；④肥胖：BMI≥28.0。（这是成人标准！）

12岁左右时，体格生长趋于稳定。12岁之前可以用下面的公式预估自己身高和体重：

体重（kg）= 年龄（岁）×2+8

身高（cm）= 年龄（岁）×7+75

## 食物金字塔

营养是保证我们生长发育及健康的先决条件，不管是母乳喂养、添加辅食，还是幼儿进食习惯的培养，以及学前和上学后的膳食安排，都需要遵循一定的规律！

## 辅食

目前世界卫生组织（WHO）推荐纯母乳喂养至少6个月，母乳喂养可持续到2岁。母乳是最适合小朋友生长发育的天然食品。辅食是指6个月以后开始添加的食物，其中富含铁的米粉是首次添加的主要食品。辅食的添加要遵从由少到多，由薄到厚，由一种到多种的原则。无论是母乳喂养还是人工喂养（用配方奶粉等非母乳方式喂养），小宝宝出生几天后就可以开始维生素D补充，直到小宝宝长到儿童期或者青少年期。

## 好动的宝宝

小宝宝在1～6个月的时候，逐渐能够抬头翻身坐直身；6～7个月，捏、敲，到处探索；9～10个月，学着用拇指和食指捡东西；过了周岁生日，就已经可以用绘画的方式表达自己的想法了。不过最好不要在墙上乱涂乱画哦！

## 细细观察

如果你有弟弟或者妹妹，仔细观察观察，他/她是不是像书中说的一样调皮呢？你是不是看到了自己曾经的影子？

## 从医学院学生到真正的医生

细心的你可能已经注意到了，很多医院的全称里都有“某某大学附属”的字样，这代表着在这所大学学习医学的哥哥姐姐们，在学完一定的课本知识以后，就会到这些医院跟着有经验的大夫们实习；经过很多很多年以后，他们才能有足够的能力给人们治病。

## 挂号

到了医院之后，你会看到小朋友们都在排队等着看病。只有我们到自助挂号机或者挂号收费处挂了号，拿到一张小纸条之后，乖乖等着叫号才可以见到医生。

医院有门诊和急诊，如何挂号才会准确呢？最好的方法是到分诊台问问护士姐姐，她会把不舒服的小朋友分配给最合适的医生。需要强调的是，如果出现了不可忍受的疼痛等症状，要第一时间挂急诊！

## 遗传病

“为什么一些叔叔阿姨经常说我长得像爸爸或者妈妈呢？”“我为什么跟其他小朋友长得不一样？”这些问题都可以通过“遗传学”来解释。遗传赋予孩子和爸爸妈妈相似的外貌的同时，也可能把一些带来疾病的基因传给孩子，这就是为什么医生会问家族史了。

## 膝跳反射

膝盖的肌腱被轻轻敲击时，小腿会情不自禁地前提，这个动作叫作“膝跳反射”。这是由体内的神经系统完成的。

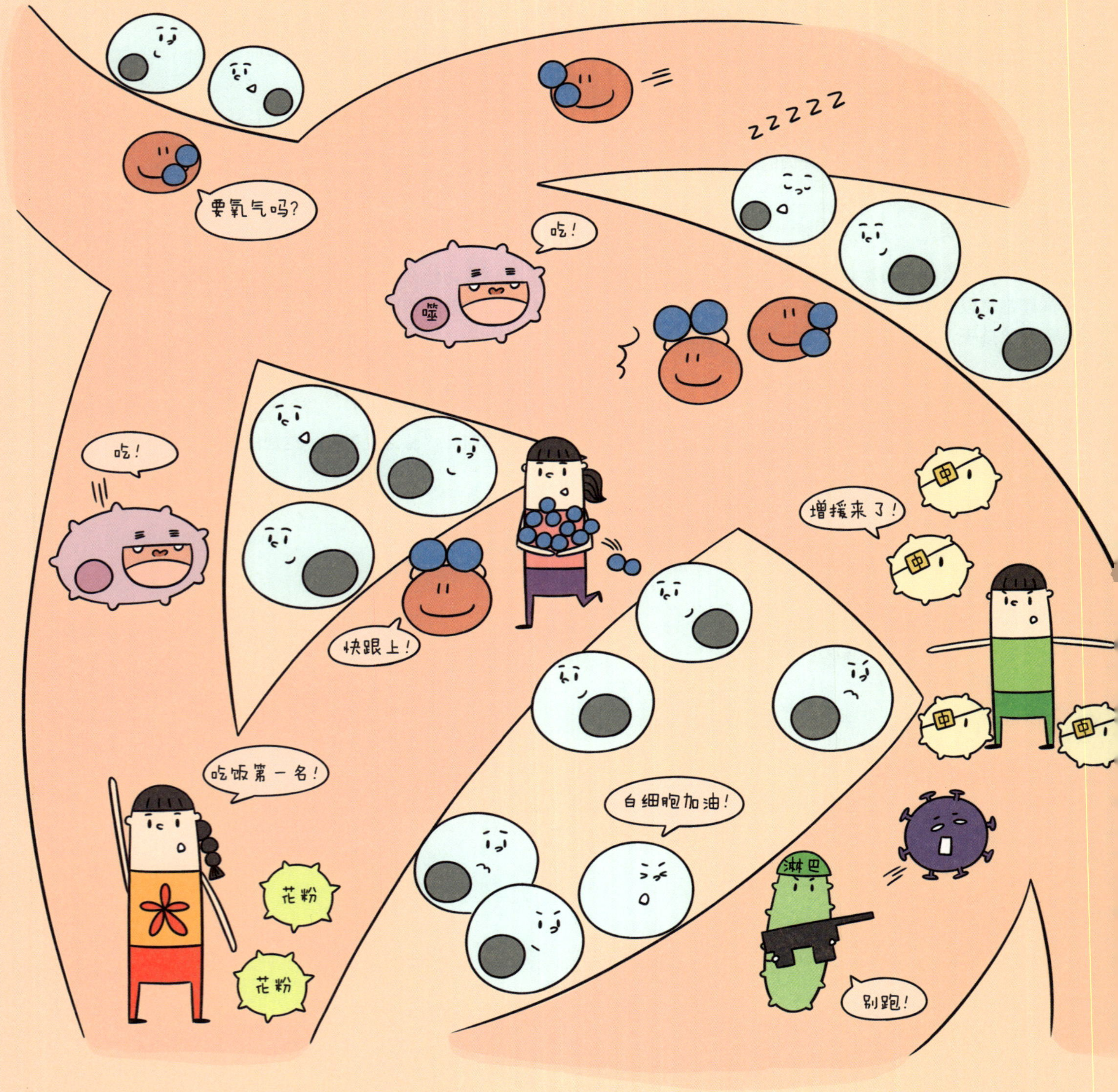


# 微生物与人体健康

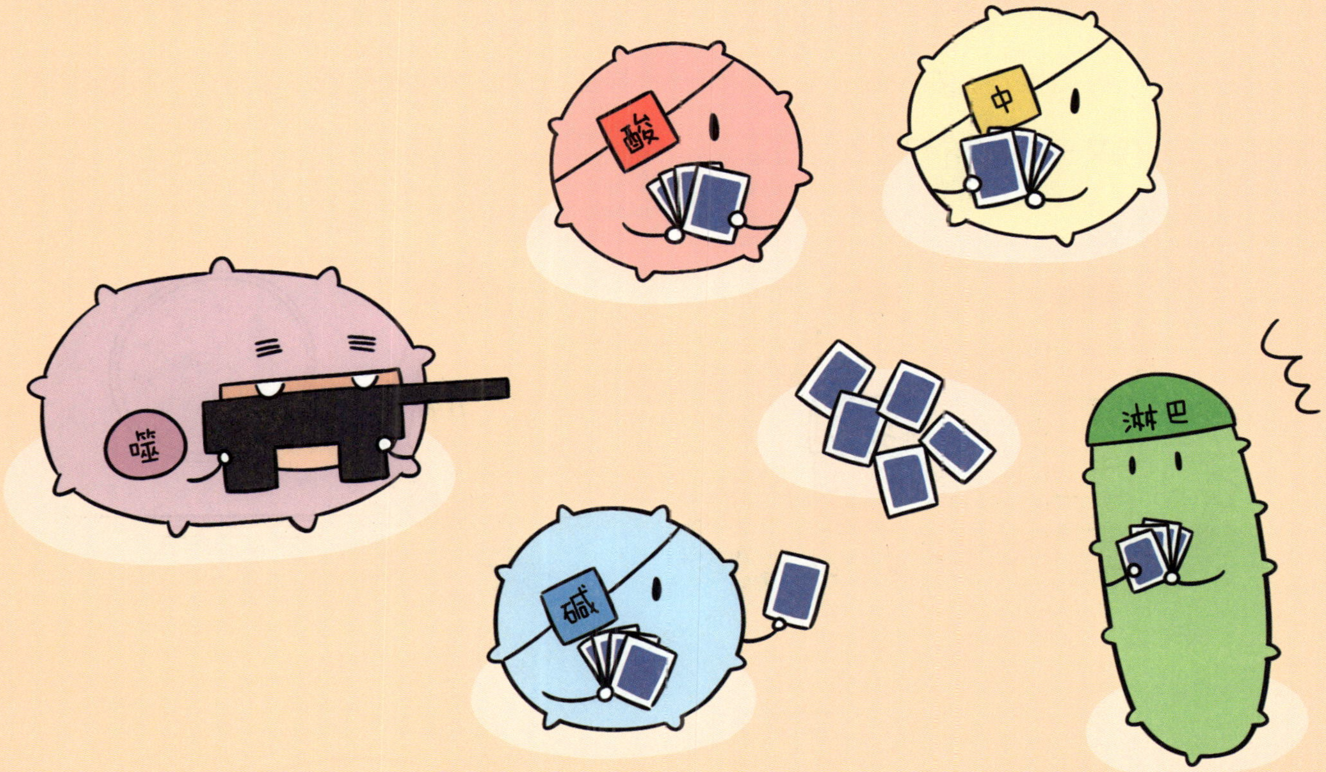


即使在看不到的微观世界中，也有许许多多不同的生命类型存在着。这些小家伙生存在自然环境中和我们的体内，它们族群的兴衰极大地影响着我们的身体健康，它们就是“微生物”。比如，在肠道中，就存在着相当多的、以细菌为主要代表的微生物，它们的存在影响着人体对食物的消化。近些年来，科学家们的研究揭示了更多有关它们的秘密，比如，肠道中的细菌也可能对大脑产生影响！

虽然微生物本就与人体共同存在，但是归根结底，它们毕竟是“外人”。对于这些长期居住在身体里的“外人”，身体会做出什么样的反应呢？另一个主角——免疫系统即将登场。一起去看它如何发挥健康卫士的作用吧！

## 认识微生物

在生活中，除了我们平时看到的小猫小狗、小花小草之外，还存在着很多不容易被注意到的小生命——微生物。在肉眼无法观察到的世界里，微生物也经历着生老病死，以各自独特的方式一代又一代地繁衍下去。

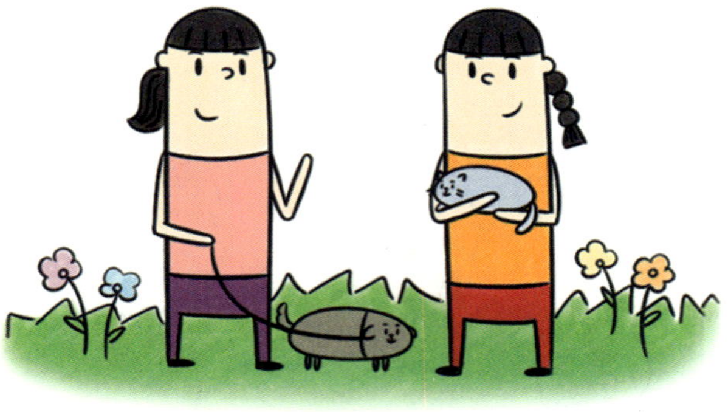

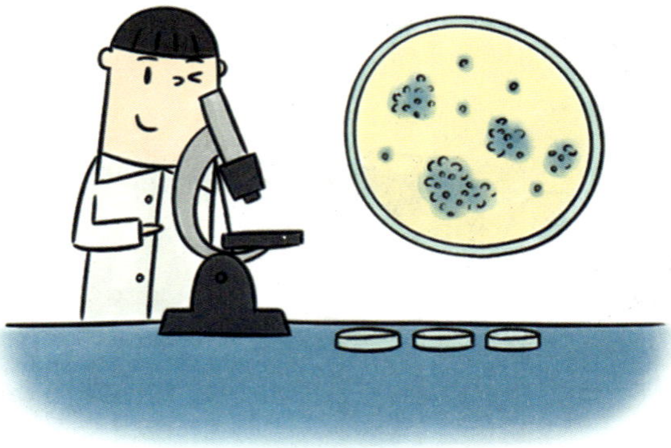

这些微生物和日常生活可谓是息息相关。喝的酸奶、吃的面包、橘子上的霉点子都是它们存在的证据。

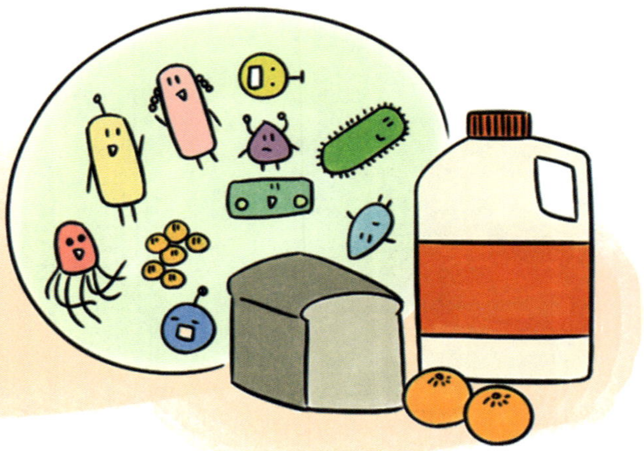

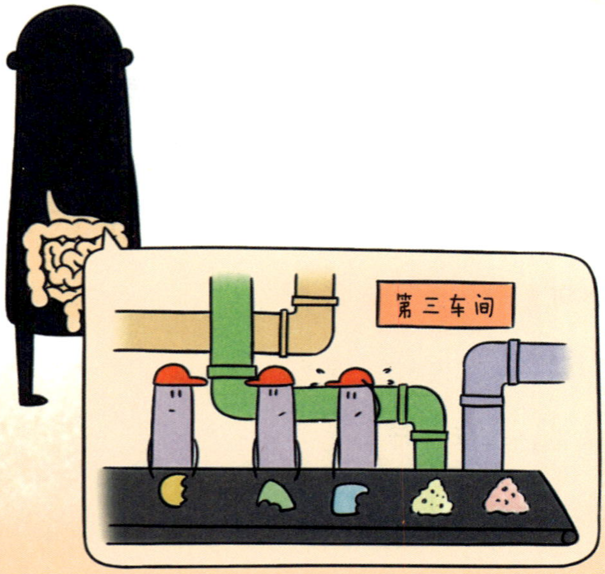


在大多数情况下，它们不仅不会引起疾病，反而有助于人体生理功能的正常运行。比如，肠道内的一些微生物能分解掉那些没有被人体消化的食物残渣，便于人体的进一步吸收。

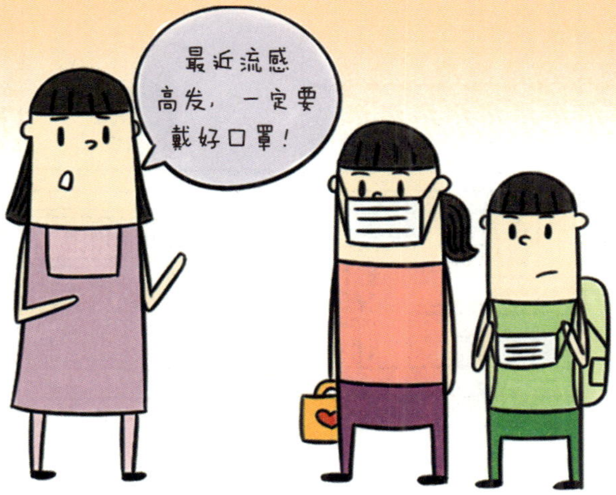
最近流感
高发，一定要
戴好口罩！

但在微生物世界里，总会存在着一些“小坏蛋”，它们会让我们更容易患上某些疾病。其中，爸爸妈妈总是念叨的“流感”就是十分常见的一种。

根据它们的生物学特点，这些小东西主要可以分为以下几类：细菌、真菌和病毒，此外还包括放线菌、立克次体、螺旋体、支原体、衣原体。

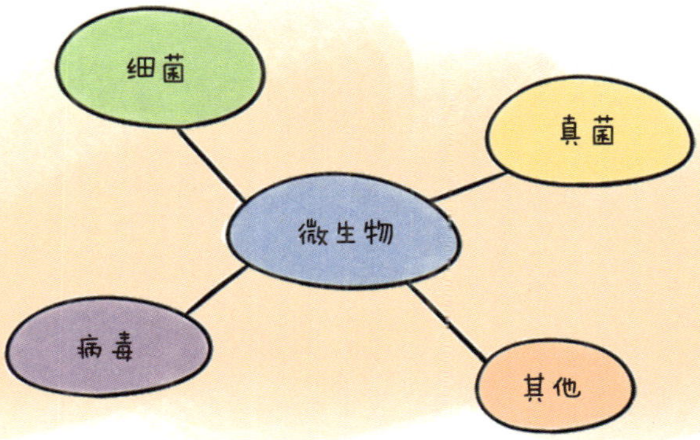


细菌是所有生物中数量最多的一种，每个细菌仅由一个细胞组成。每个人由大约40万亿～60万亿个细胞组成，而人体内所有的细菌加起来，大约可以占到人体活细胞总数的90%！

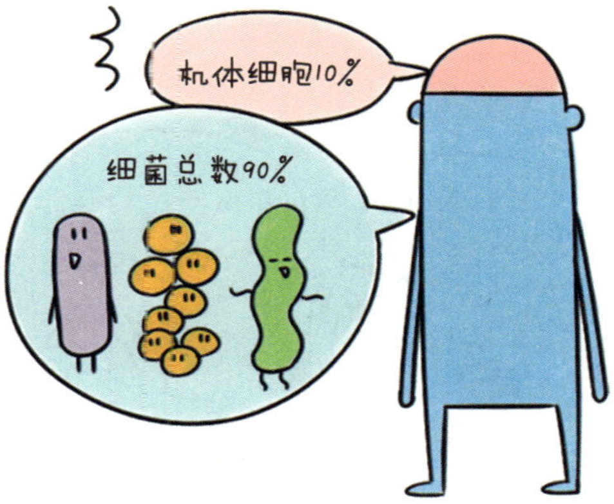
机体细胞10%
细菌总数90%

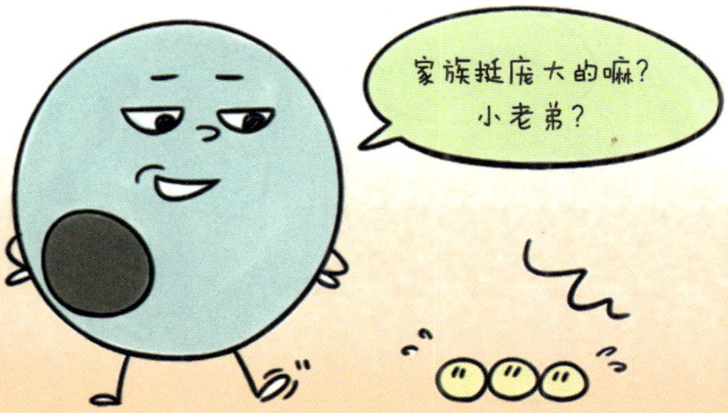
家族挺庞大的嘛？
小老弟？

既然人类身上有如此多的细菌，为什么看起来不会像一个巨大的细菌团块呢？这是因为每一个细菌的体积都要比一个人体细胞小得多。

如果把身体比作一间大房子，那么长期住在房子里的细菌就称为正常菌群。作为“原住民”，它们需要承担一定的责任和义务来换取它们的居住权；换句话说，它们的存在对身体是有益的（至少也是无功无过）。

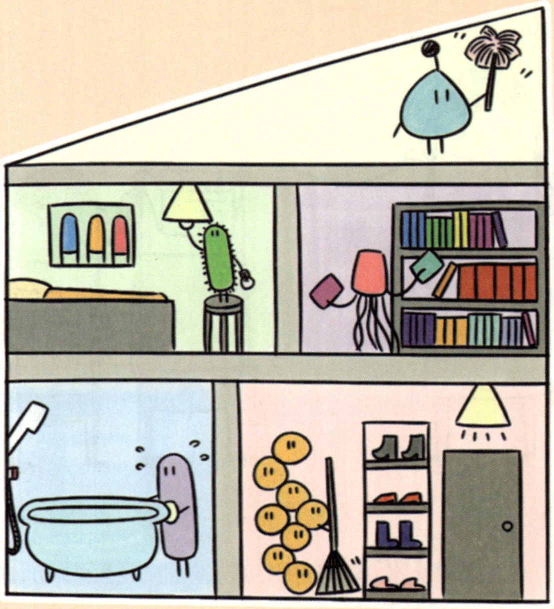

但在以下几种情况下，它们也有可能会“造反”。

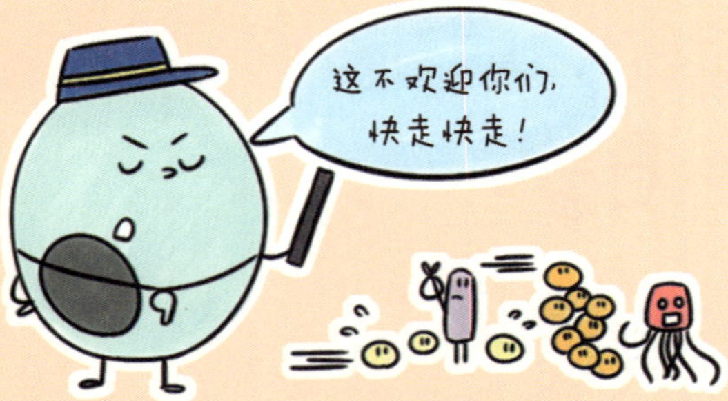

这不欢迎你们，
快走快走！


因为某种原因，它们被迫“搬家”了，比如待在肠道中的细菌被赶到了肺部。

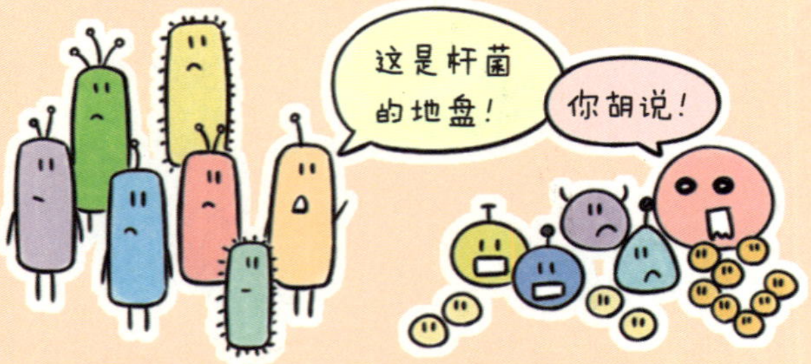


细菌数量过多，也会导致居住的面积不够。

细菌数量太少时，能够履行义务的细菌也变少了。

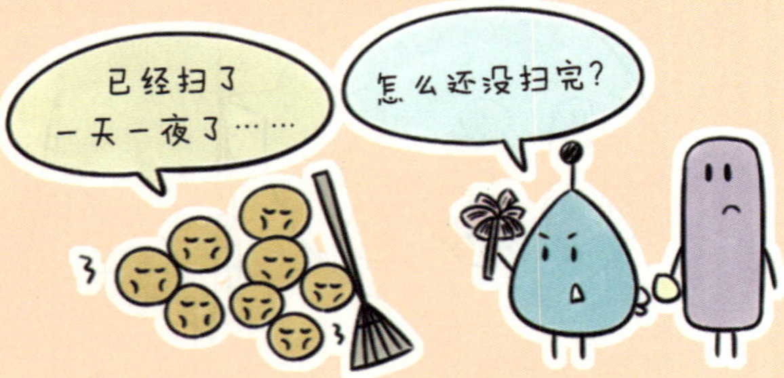

已经扫了
一天一夜了……
怎么还没扫完？


有些情况下，外界的细菌也可能入侵我们的身体，引起各种各样的疾病，比如肠炎、脑膜炎等。

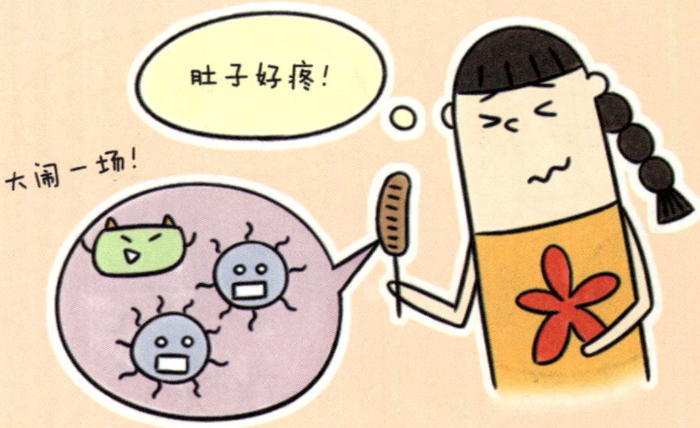

肚子好疼！
大闹一场！

这些外来的入侵者会破坏“房子”原有的结构，甚至会使“原住民”的数量和组成发生变化，从而导致疾病的发生。

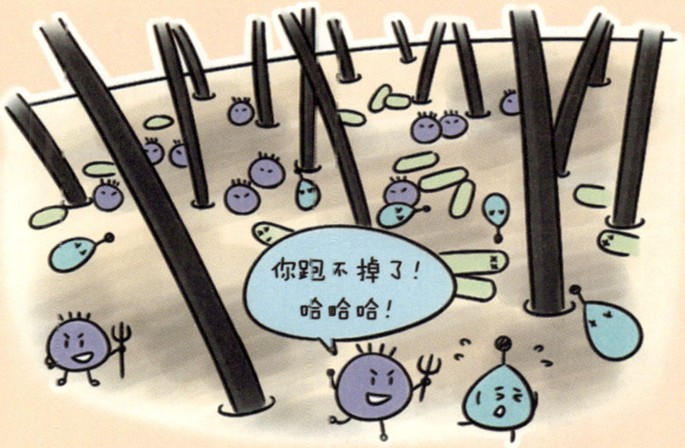
你跑不掉了！
哈哈哈！

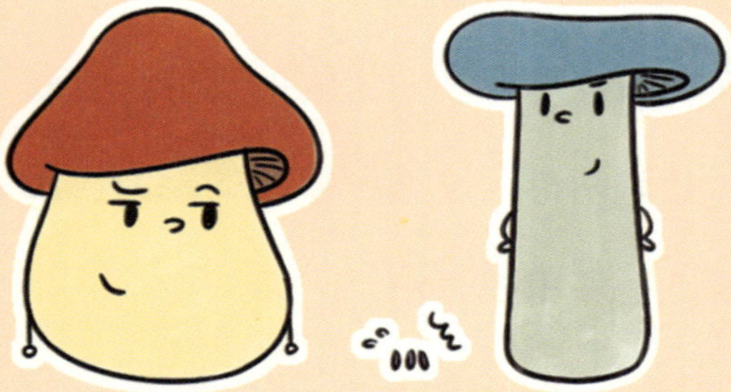

微生物中的另一大类——真菌通常由多个细胞组成，体积要比细菌大得多，我们平时吃的蘑菇也属于真菌。

某些真菌可以产生一种叫做抗生素的物质，协助人体对抗有危害的细菌，对我们有保护作用。但真菌也会引起疾病，而且由于它们寄生得比较顽固，治疗起来也相对困难。

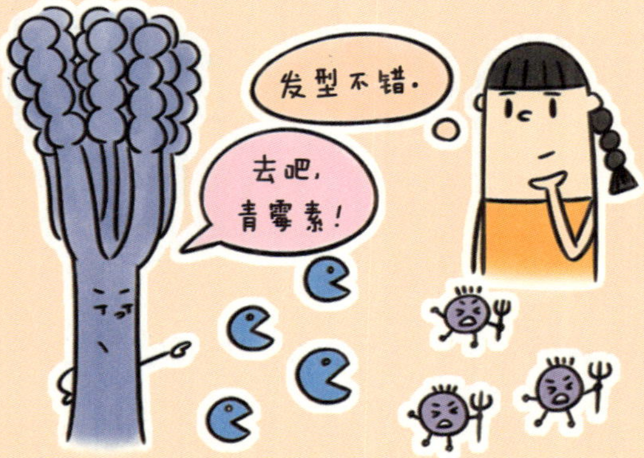
发型不错。
去吧，
青霉素！

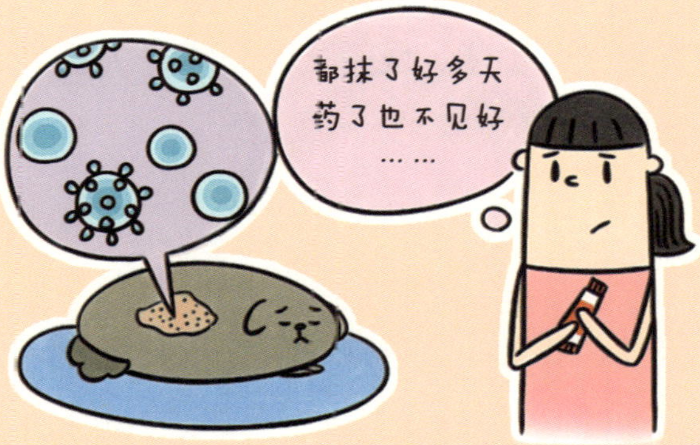
都抹了好多天
药了也不见好
……

寄生于人体体表的真菌可能会引起皮肤发红发痒、干燥脱屑、头发脱落，等等；寄生于身体内部的真菌可能引起更为严重的后果，甚至可能导致死亡。

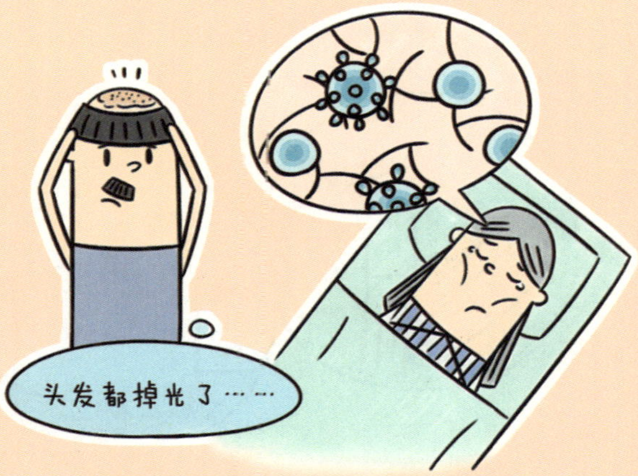

最后来讲讲病毒。严格来讲，病毒并不是一种活着的生物。它们通过寄生于其他的生物（甚至包括细菌）体内，利用宿主体内的营养物质不断壮大自己的队伍。

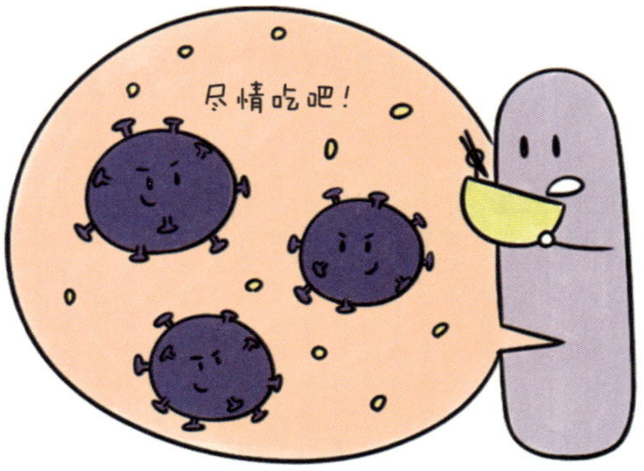


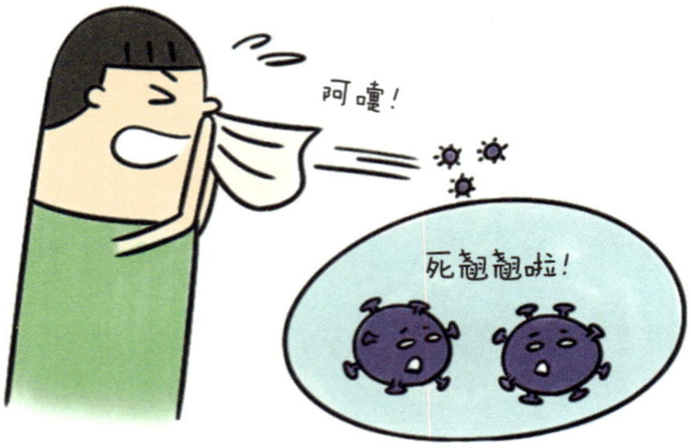


病毒一旦离开其他生物的支持，也就失去了长时间存活及继续繁殖的能力，因此病毒不能够单独存活。

病毒在人体内的繁殖，会让人体细胞无法正常工作。比如，当流感病毒或者鼻病毒通过口、鼻偷偷溜进人体的呼吸道后，就会引起流鼻涕、鼻塞、发烧、嗓子疼、头晕头痛等症状。

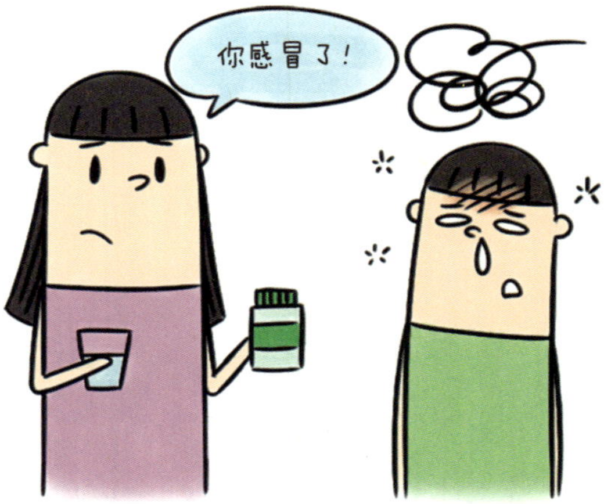


因此，我们需要养成饭前便后勤洗手、不吃生食的好习惯（高温加工的熟食足以杀灭食物中大多数的致病微生物），防止“病从口入”。另外，在流感、肺炎等疾病高发的季节，要尽量避免前往人口密集的公共场所，注意开窗通风，防止“病从鼻入”。

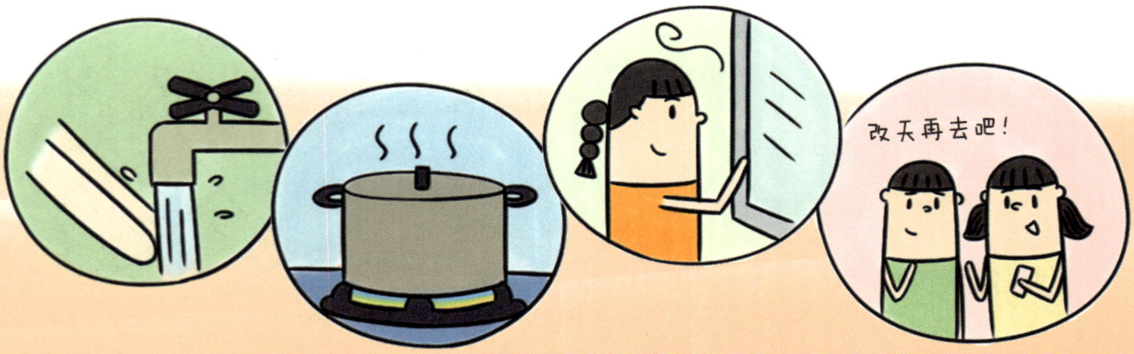

虽然致病的微生物看起来很吓人，但通常来说，我们身体的免疫系统都足够强大，足以抵御并修复“小坏蛋们”造成的破坏，并将它们一网打尽。

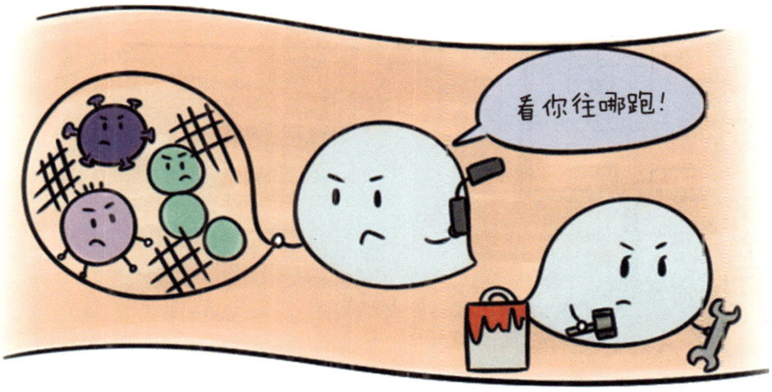

看你往哪跑！


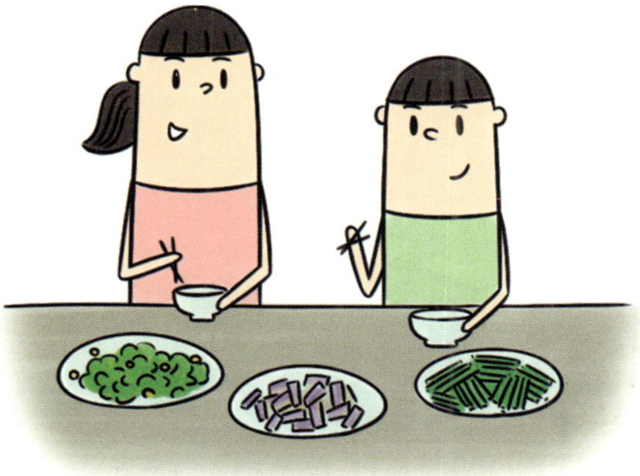

但这就要求我们保证饮食营养均衡，免疫系统才能正常工作。

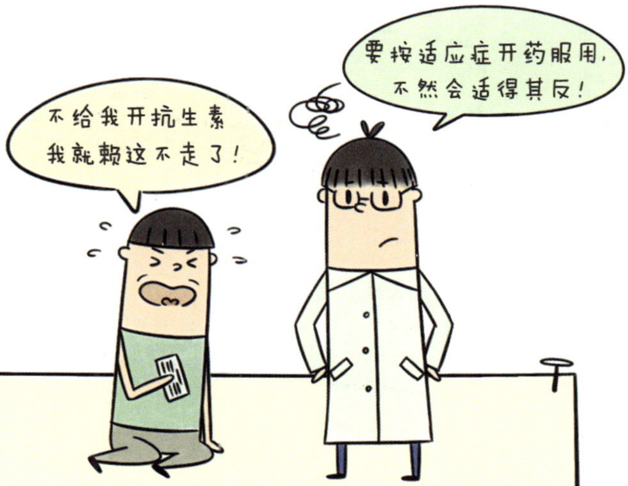

不给我开抗生素我就赖这不走了！
要按适应症开药服用，不然会适得其反！


## 小贴士：关于抗生素滥用

很多人为了更快地治疗疾病，会要求医生给自己开抗生素类药物，有些医院也会违反规定给病人开过量的抗生素，这就可能造成抗生素的“滥用”。

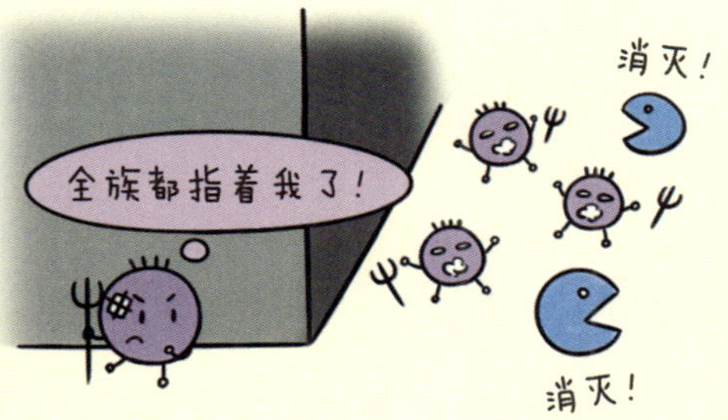

消灭！
全族都指着我了！
消灭！


这样做有什么危害呢？当致病细菌遇到抗生素时，虽然短时间内会被消灭，但仍有个别能够抵抗抗生素的“超能细菌”存活了下来。这些细菌繁殖出的后代，也会像它们的祖先那样具有“抗药性”，久而久之整个族群都具有了抗药性，这种药物就不再起效了。

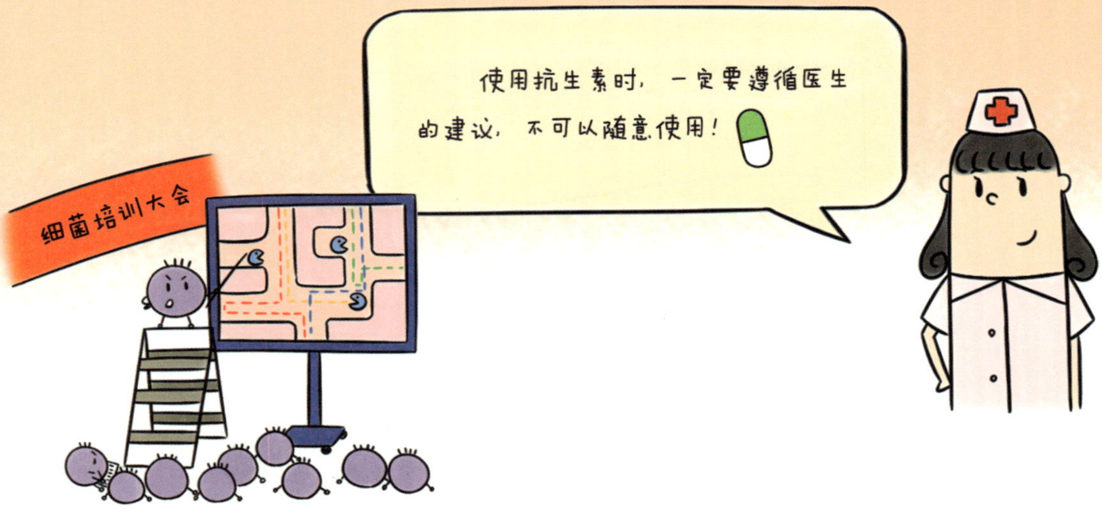


在医院看病时，医生经常会要求病人去抽血、做“血常规”检查，这项检查究竟是如何反映人体的健康状况的呢？

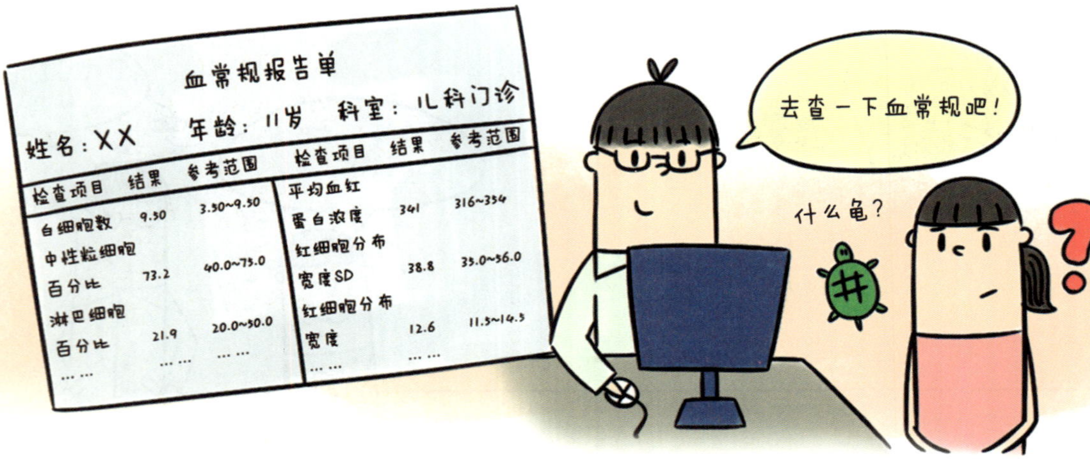
血常规报告单
姓名：XX 年龄：11岁 科室：儿科门诊
检查项目 结果 参考范围
白细胞数 9.50 3.50~9.50
中性粒细胞百分比 73.2 40.0~75.0
淋巴细胞百分比 21.9 20.0~50.0
…… …… ……
检查项目 结果 参考范围
平均血红蛋白浓度 341 316~354
红细胞分布宽度SD 38.8 35.0~56.0
红细胞分布宽度 12.6 11.5~14.5
…… ……
去查一下血常规吧！
什么龟？

## 血液火车运输忙

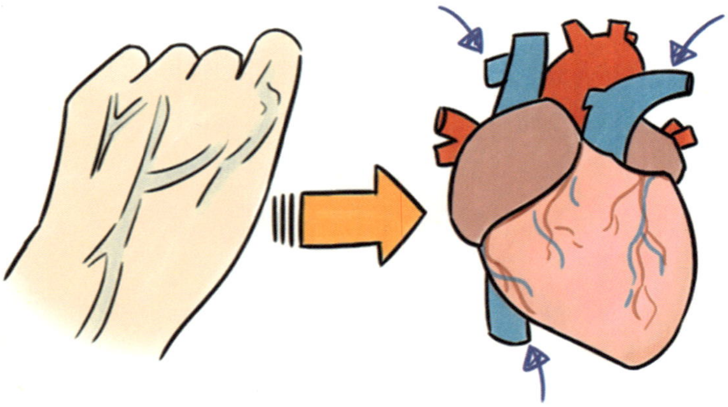

仔细观察一下自己的手背，你能看到青筋吗？实际上，这些都是分布于身体较为浅表部位的静脉。静脉血经由这些管道流回心脏。

当我们不小心摔倒或划伤手指时，血液会从伤口里往外渗；体检时，护士姐姐会将细针扎进我们的血管来采集血液。

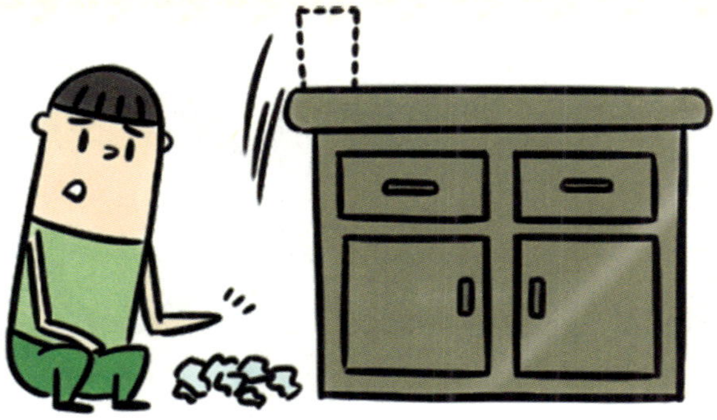

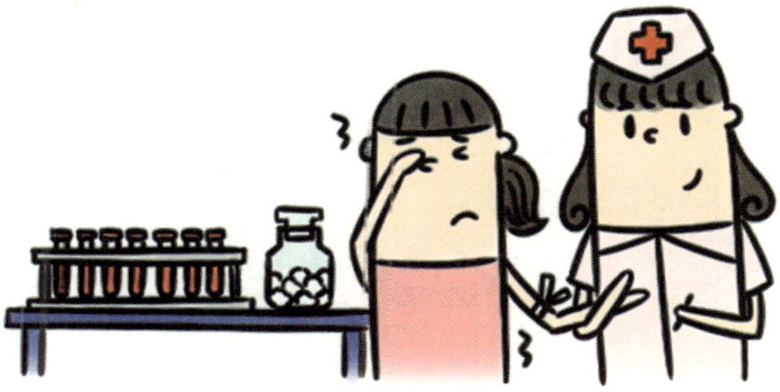

血细胞大体上可分为红细胞、白细胞和血小板。这些游走于血管中的“小伙伴们”无时无刻不在为我们的生命保驾护航。

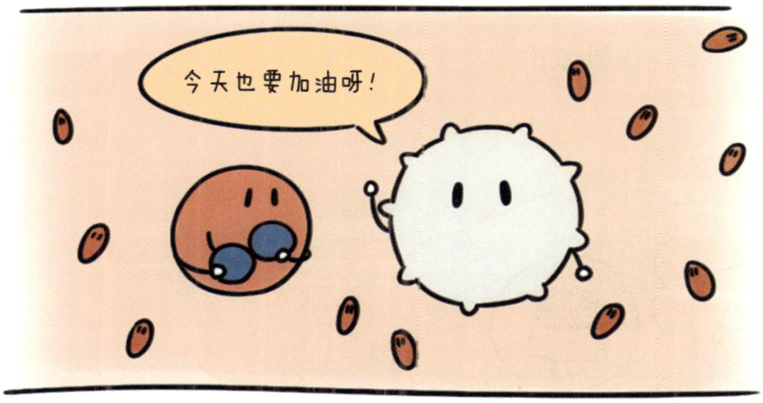


血液中的这些成分又发挥着什么样的作用呢？

一起在显微镜下观察一下流淌在我们身体中的血液吧！

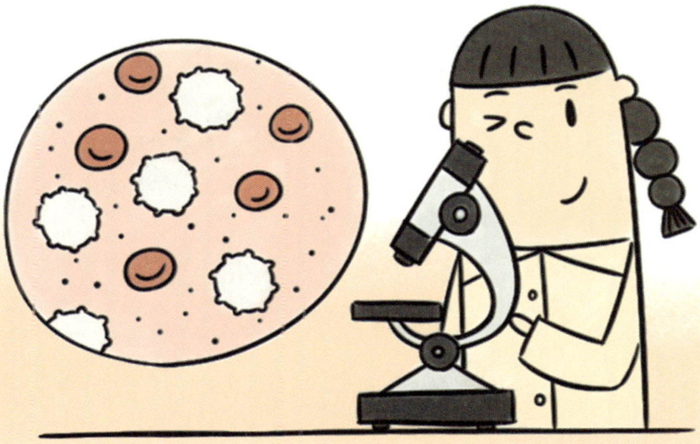

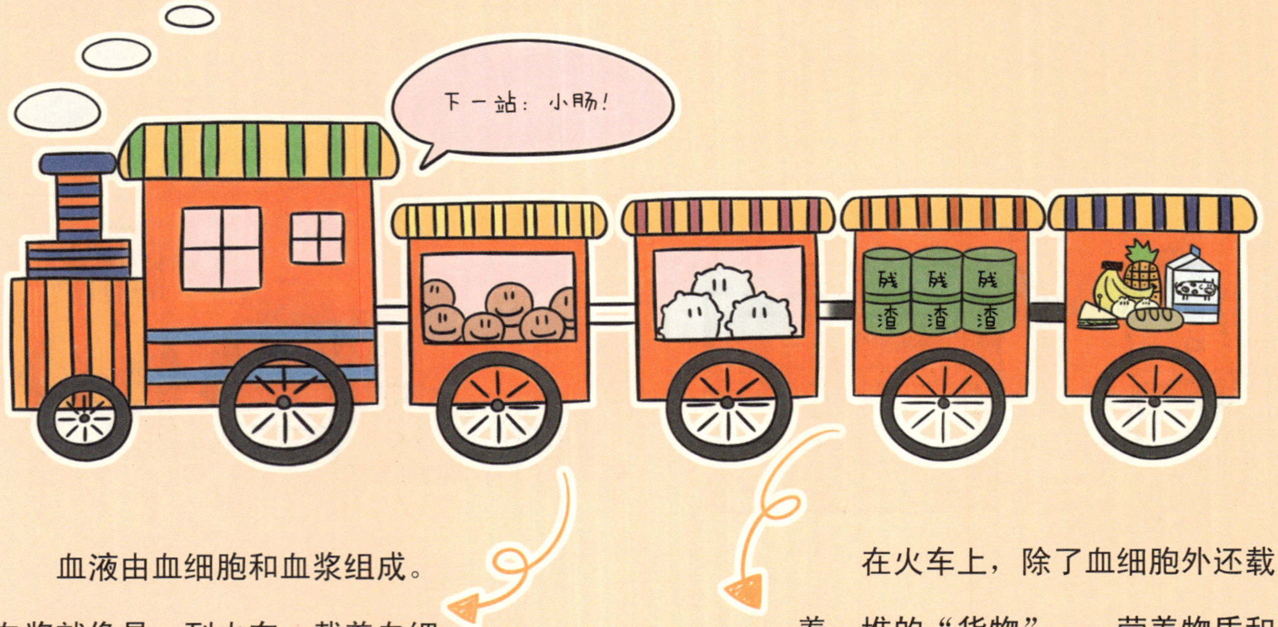


血液由血细胞和血浆组成。血浆就像是一列火车，载着血细胞这群“乘客”去到身体的各个部位。

在火车上，除了血细胞外还载着一堆的“货物”——营养物质和代谢废物（相当于餐桌上的食物和饭后残渣）。

如果将一滴血液直接放在显微镜下观察，会发现红细胞并不是红色的，白细胞也不是白色的。

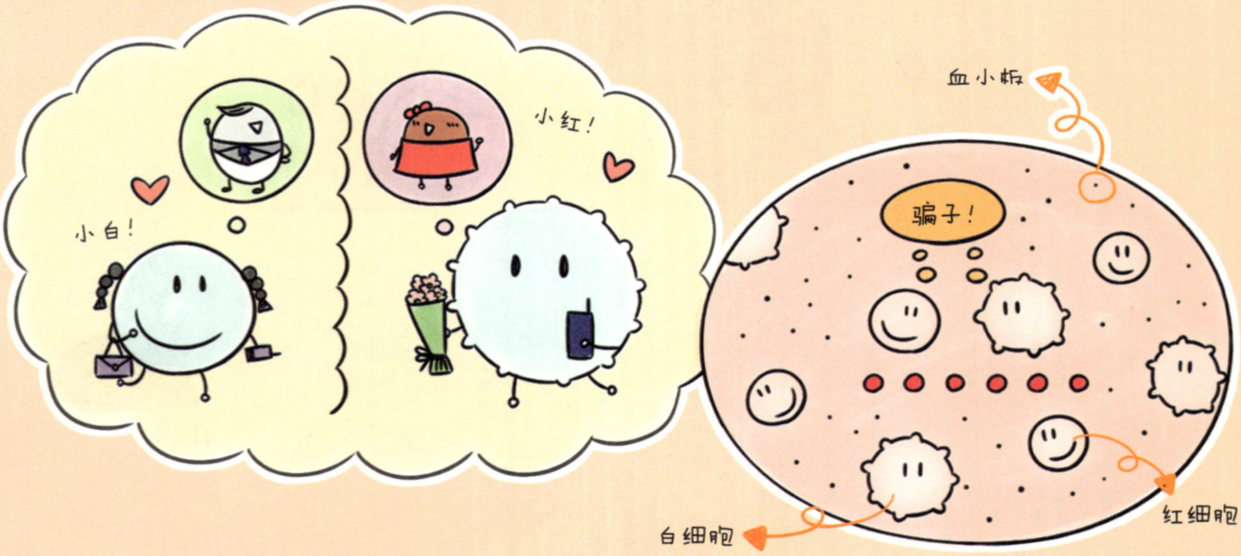


在未经染色的情况下，红细胞和白细胞就像上图那样，而血小板因为实在是太小太小了，看起来就像有人在显微镜的视野里画了好多小点点。

红细胞是血液中数量最多的一种细胞成分，它们的样子像一个飞盘，两面向中间凹陷。正常情况下，一个红细胞的寿命大约有120天。

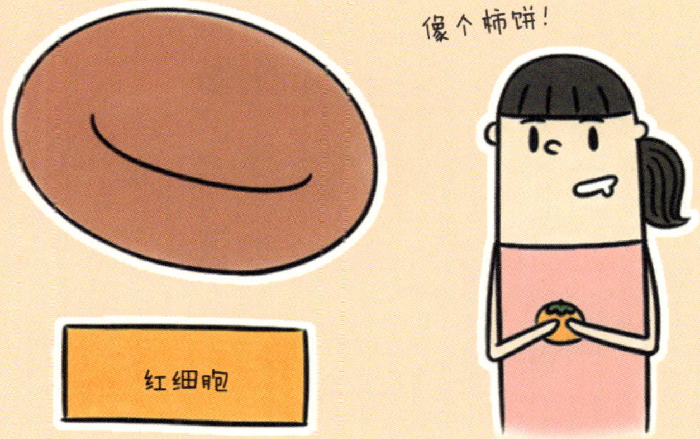


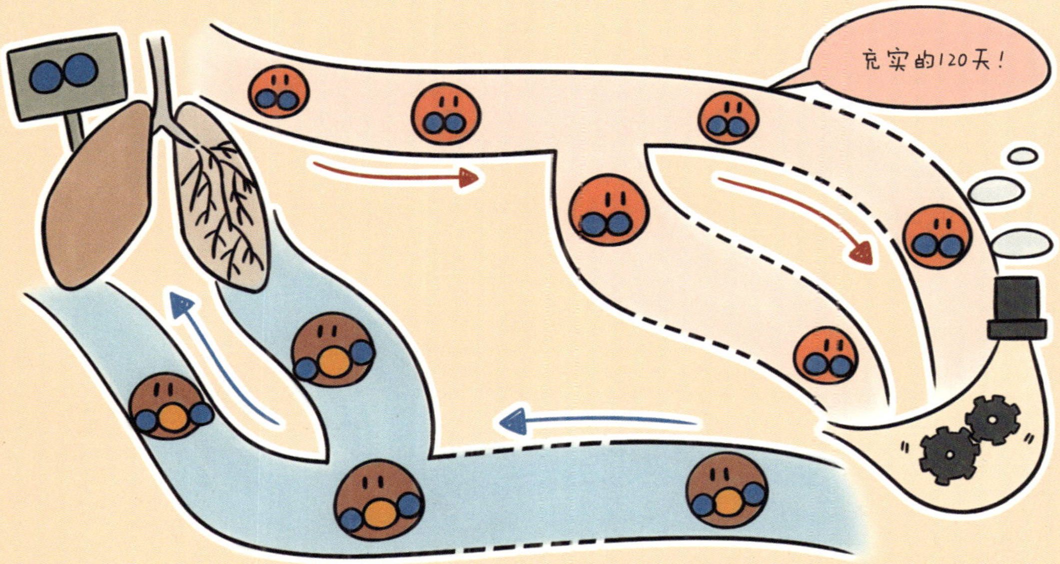


大量的红细胞在血浆的运输下，沿着血管在全身各处奔走忙碌着。如果说肺部是一个氧气的补给站，而各个器官是需要靠氧气来维持运转的工厂，那么红细胞的作用就是将工厂排出的二氧化碳带到补给站，换取氧气后再带回到工厂，如此周而复始。

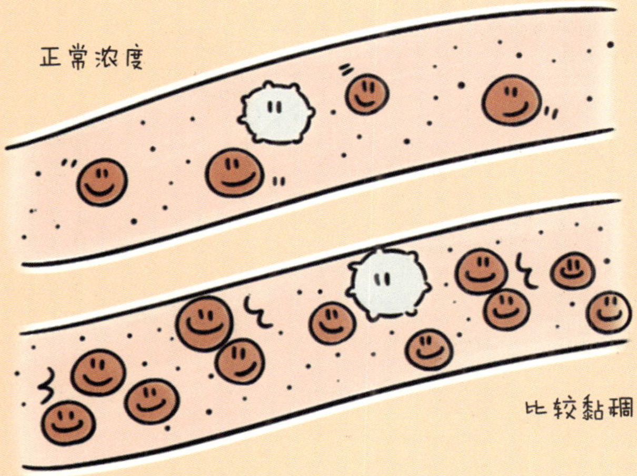


由于红细胞是血液中最多的细胞成分，所以血液的黏稠程度主要由它的数量来决定。

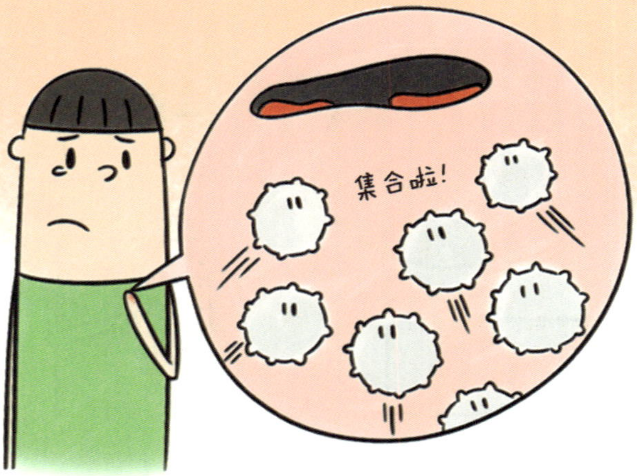


白细胞是身体的卫士，可以抵御各种损害健康的“恶势力”。当手指被划伤时，白细胞会聚集到伤口附近，促进伤口愈合。

当有害的微生物“小坏蛋们”侵入机体时，白细胞也会迅速去和“坏蛋们”进行一番斗争。虽然在大多数情况下，英勇潇洒的白细胞能取得胜利；但是总也免除不了两败俱伤的局面，甚至在“坏蛋们”极其强大的情况下，白细胞还有可能“战败”。

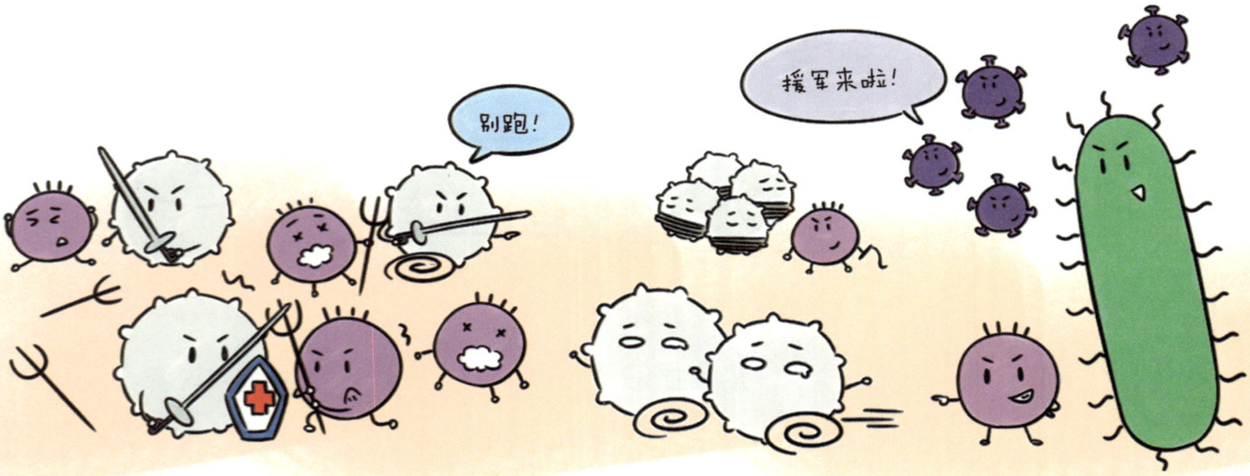


在夏天被蚊子叮咬时，白细胞也会聚集在一起，尽心尽力地为我们解决问题。虽然它们的存在让皮肤变得又红又痒，但却能够帮助更快地清除局部的毒素。

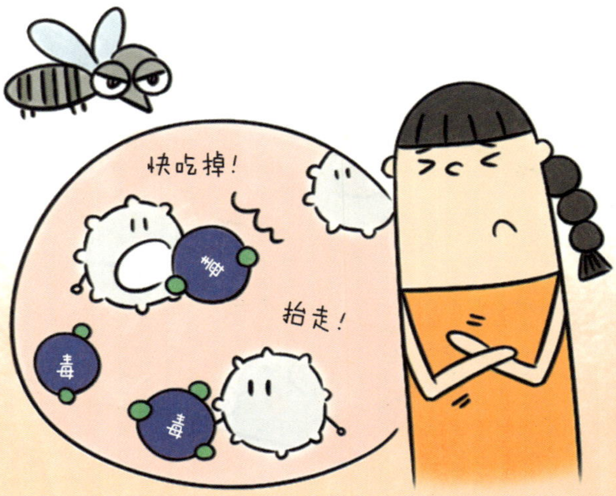

最后要介绍的是血小板。血小板其实并不算是一个完整的细胞，它们是从巨核细胞（骨髓中的一种由造血干细胞“变身”而来的细胞）上脱落下来的细胞碎片。血小板就是像是“补丁”，它们可以帮助血液凝固，形成血凝块，堵住出血的部位，从而起到止血的作用。

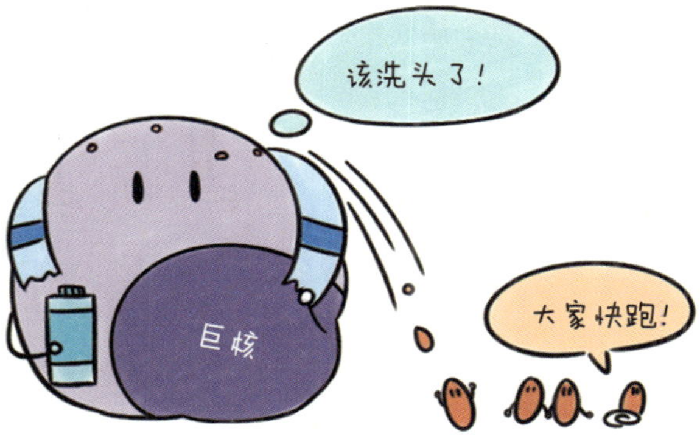


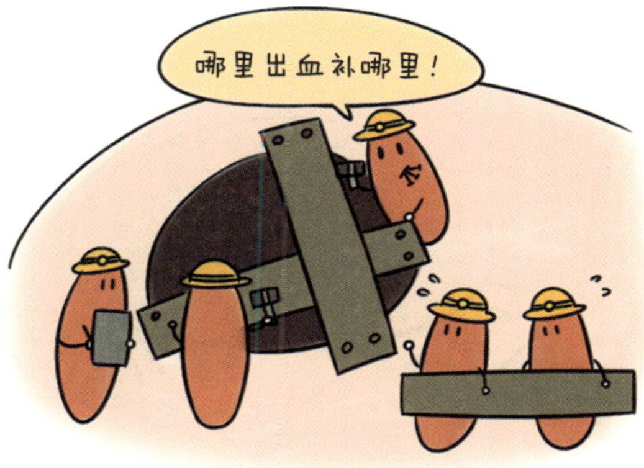


那么问题来了——医生们怎么利用和这些成分有关的数值来初步判断我们的健康状况呢？一起来看一看血常规化验单中的几个重要的指标吧！

红细胞负责搬运氧气，也就是说，红细胞的浓度和血液的氧气含量有关。但是红细胞并不是越多越好，想象一下搬运工们搬着货物经过一条走廊的场景。

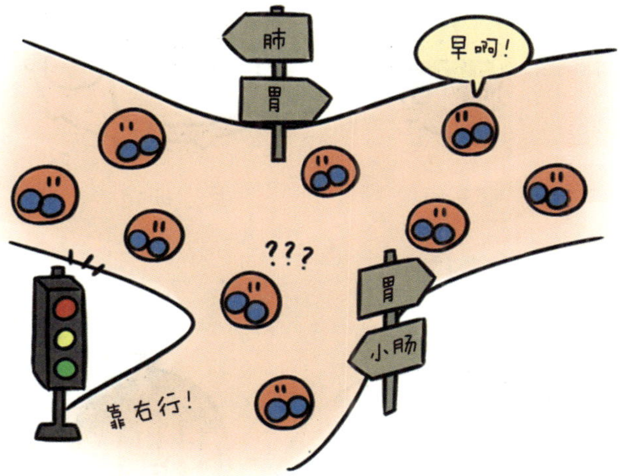


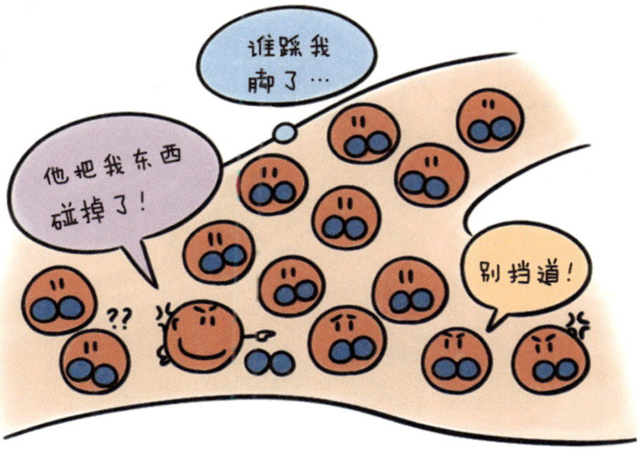


当走廊中的人数适中时，每个人都能够顺利地通过。

但是当走廊上聚集的人数太多时，每个人都寸步难行，甚至连物品也无法运输到目的地了。

同样的道理，当血液中的红细胞变多时，血液就会变得十分黏稠，容易拥堵在更加狭窄的位置，影响全身的血液循环。

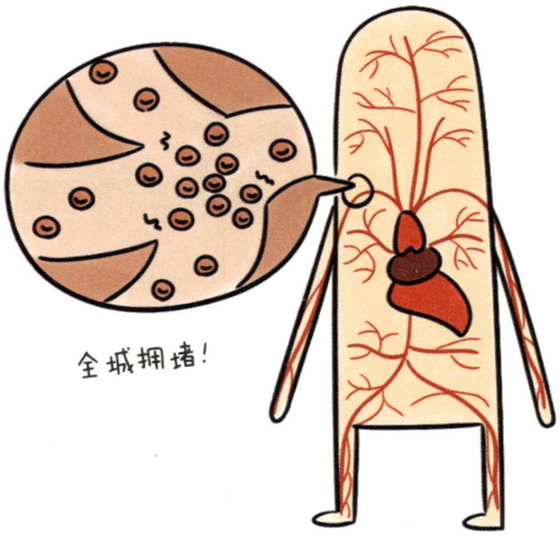


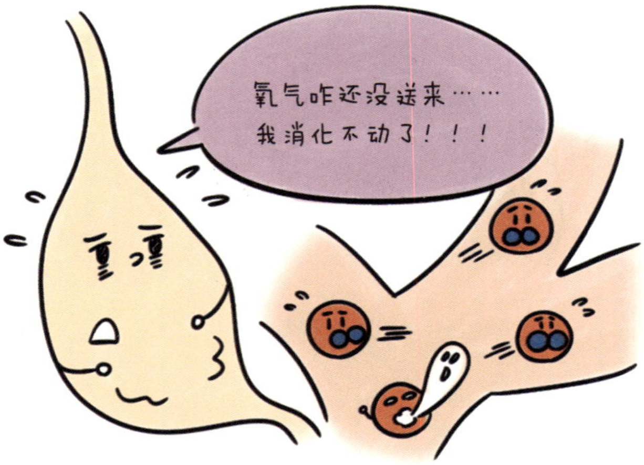


如果红细胞数量太少，能够携带的氧气总量也会相应减少，从而导致身体各个器官缺氧，影响功能的发挥。

白细胞实际上并不单指一种类型的细胞，根据它们各自的特点，白细胞可以被分为以下五种。

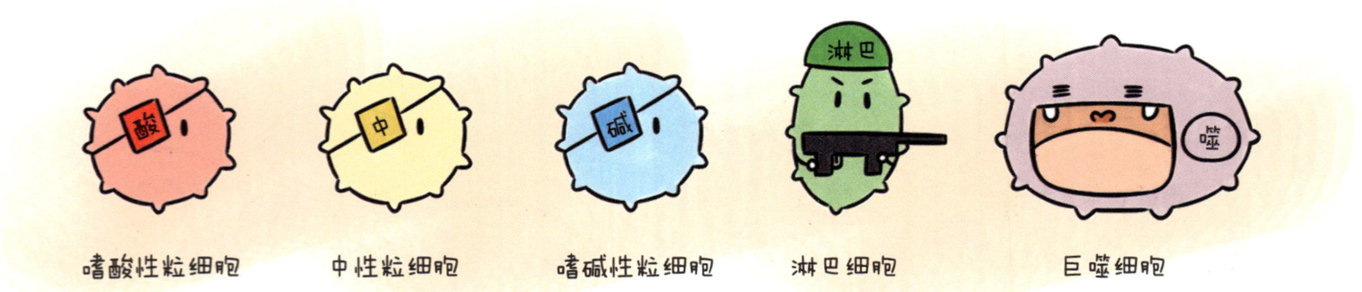


在血常规报告单中，通常显示的是中性粒细胞绝对值、淋巴细胞绝对值，以及中性粒细胞百分比、淋巴细胞百分比。

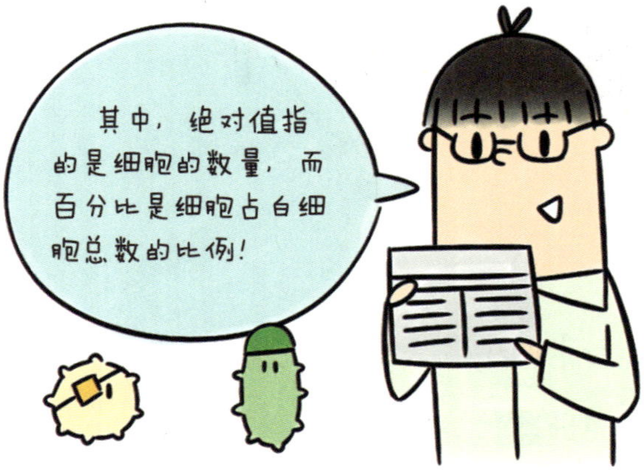
其中，绝对值指的是细胞的数量，而百分比是细胞占白细胞总数的比例！

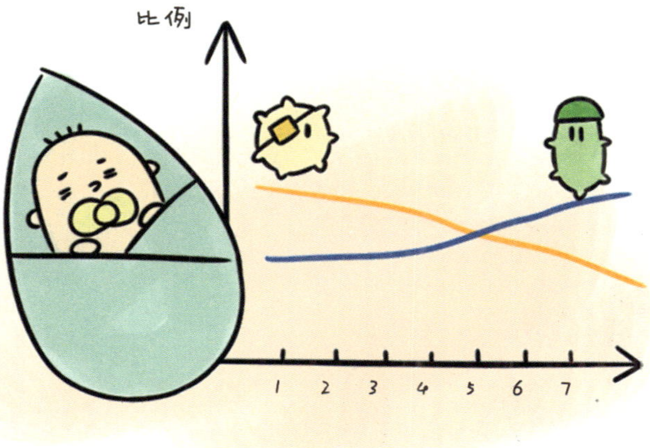


每一个健康的孩子在刚出生的时候，中性粒细胞所占的比例要高于淋巴细胞。但在4～6天之后，二者的比例则会颠倒过来。

当小朋友们长到4～6岁时，中性粒细胞所占的比例会再次高于淋巴细胞。

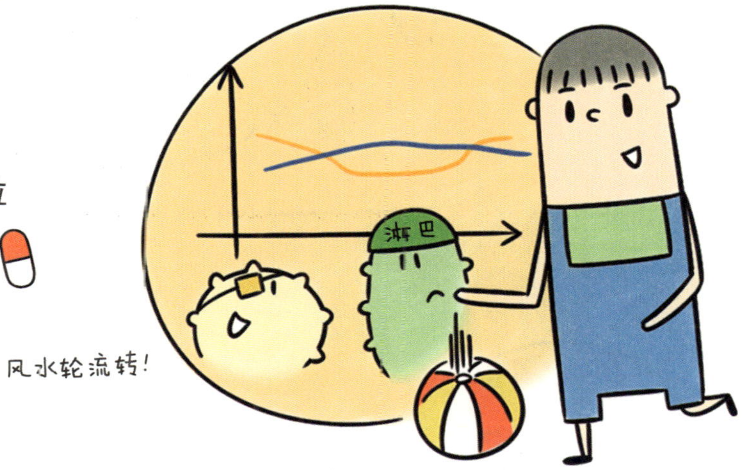
淋巴
风水轮流转！

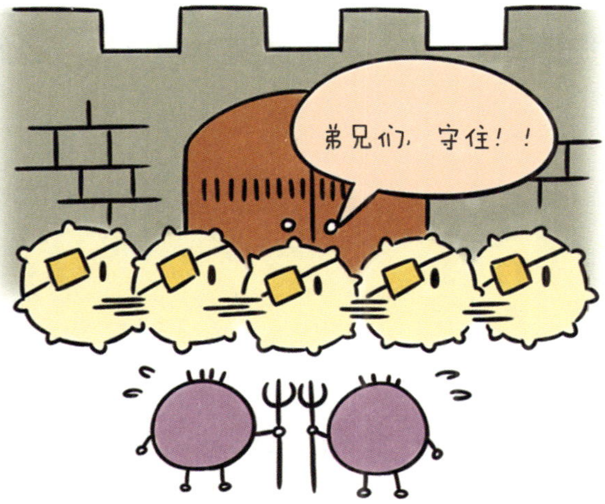
弟兄们，守住！！

每一种白细胞都有自己的使命，对于中性粒细胞来说，它的主要任务就是抵抗细菌的入侵。当身体里的细菌“造反”时，中性粒细胞分队就会大量增员。

相对应的，淋巴细胞主要负责对抗病毒的入侵。当发生病毒感染时，淋巴细胞分队则会相应增员。

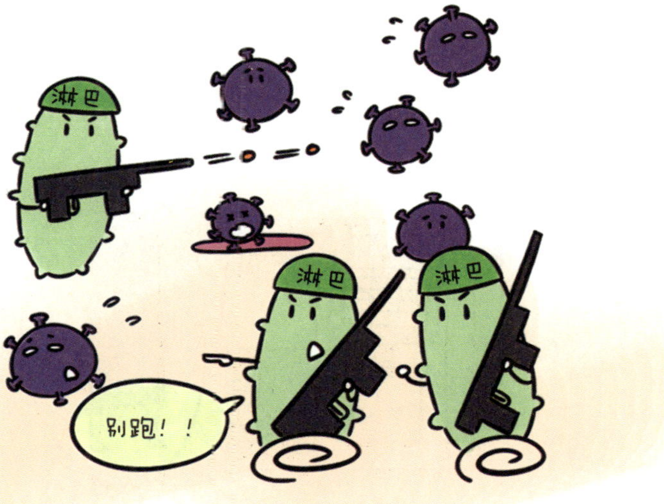
淋巴
淋巴
淋巴
别跑！！

在血管发生损伤、血液渗漏时，就需要血小板发挥作用了。它们会“舍生取义”地堵住血管的缺口，同时还会分泌一些信号物质来招呼其他的血小板。

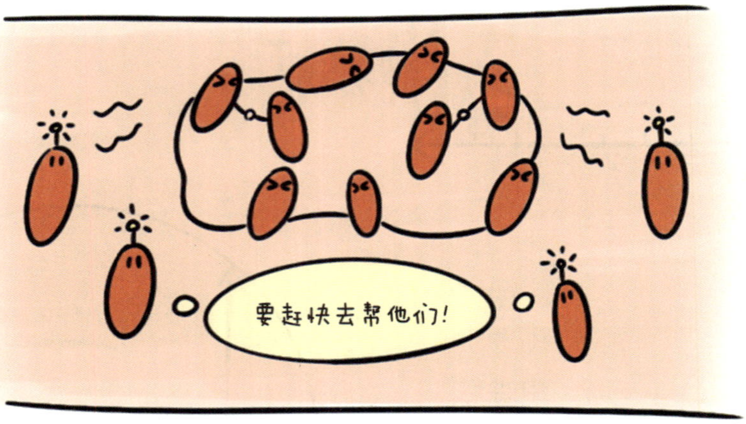


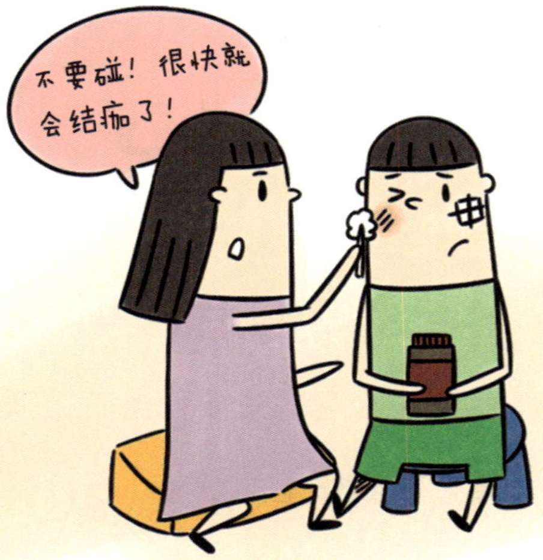


这些血小板手拉手，形成一块足以填补血管缺损的“血栓”来防止血液继续流失，避免红细胞大量丢失引起的缺氧、休克。

根据这些规律，医生就能根据化验单上面的数字，对患者的病情进行判断啦！但儿童和成年人的情况往往存在十分大的差别，所以当涉及到具体的问题时，还需要及时寻求医生的帮助哦！

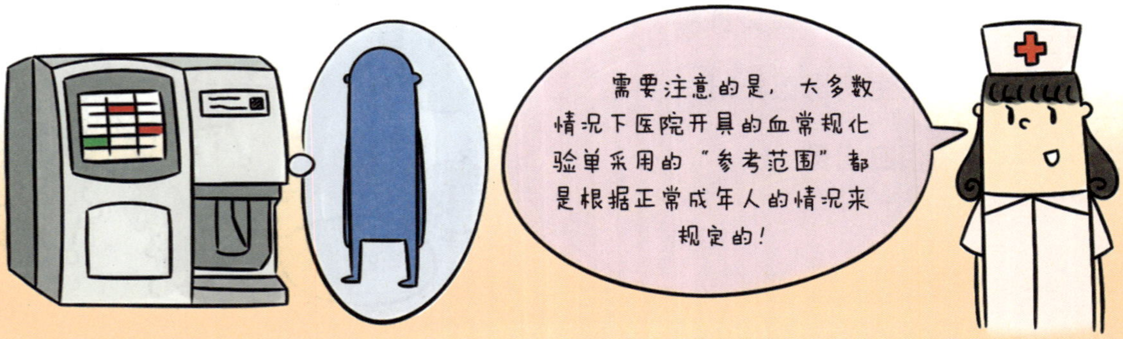

# 健康保卫战——认识免疫系统

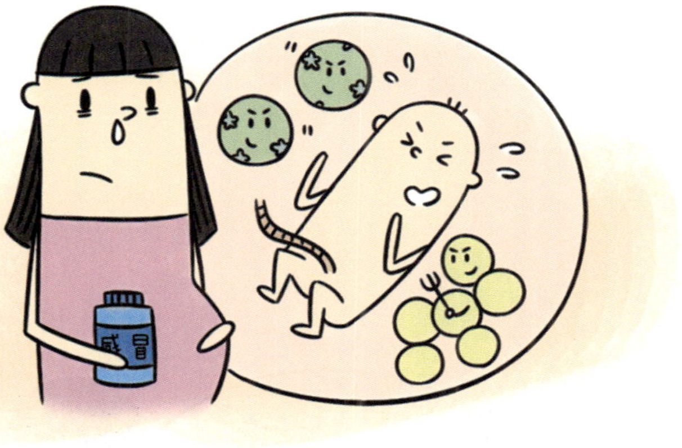


我们其实生活在一个充满微生物的环境中，人类无时无刻不在接触细菌和病毒，甚至在妈妈肚子里的时候，病菌也可能潜藏在我们周围。

而我们体内的细胞也随时都有发生变异的可能，从一个寿命有限的正常细胞，变异为长生不老且能够无限增殖的“怪物”，就是人们常说的肿瘤了。

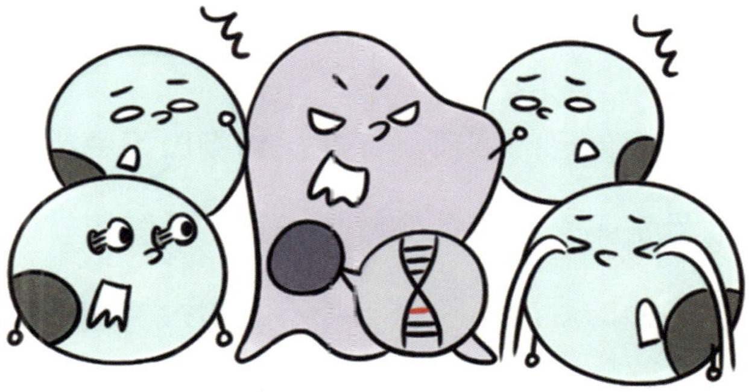

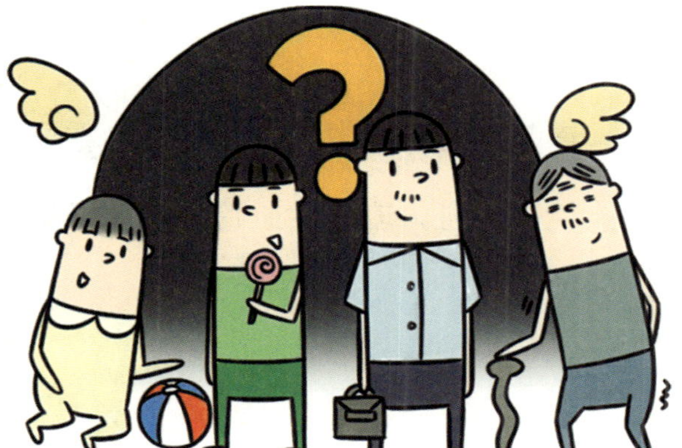

可以说，每一个来到这个世界并顺利长大的生命都是一个奇迹。在这个过程中，是谁在时刻在为我们保驾护航呢？

身体里的免疫器官、免疫细胞和免疫分子共同形成了一个巨大的安全网络——免疫系统，对外来入侵的物质和身体内变异的“怪物”进行“抓捕”。

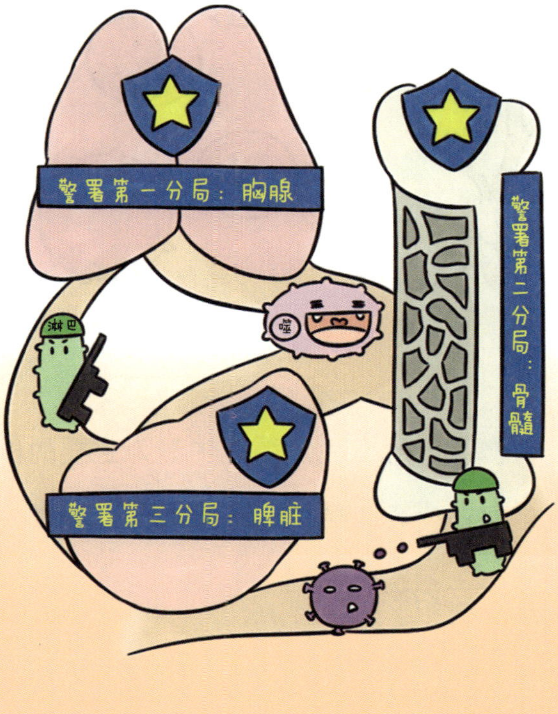

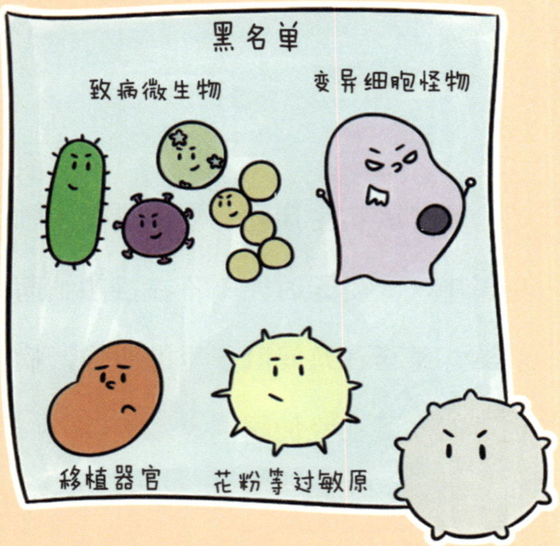
黑名单
致病微生物
变异细胞怪物
移植器官
花粉等过敏原

注意了，这里的“物质”指的是一切不是人体与生俱来的东西。不论是生物还是非生物，都会被免疫系统视为威胁。

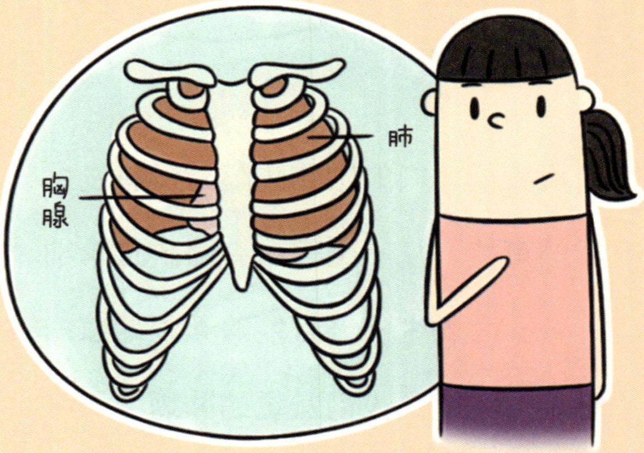


摸摸自己的胸口，你能找到胸口正中竖直的骨头吗？这块骨头就是胸骨，而胸腺就长在胸骨的后方。随着年龄不断增大，胸腺会渐渐变小，最后被一团脂肪所替代。

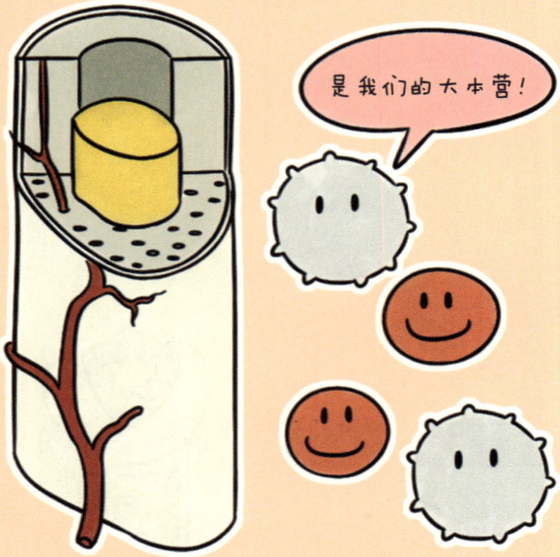
是我们的大本营！

骨髓藏在骨骼中。骨髓的一个重要功能就是造血，流动在血管中的血细胞最初就来源于骨髓。

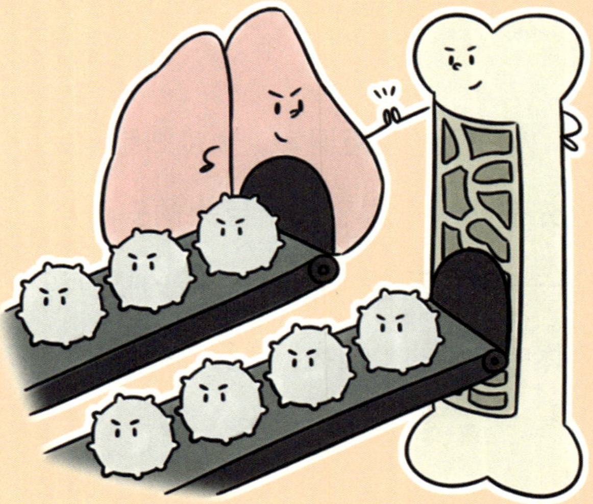

骨髓和胸腺在免疫系统中最为主要的作用，就是产生在人体内四处奔波的“稽查队成员”——免疫细胞。

脾位于腹部左侧，藏在肋骨的内侧。驻守在脾中的免疫细胞形成了一道防线，当身体内含有细菌或病毒的血液通过脾时，免疫细胞们就会迅速清除这些“不速之客”。

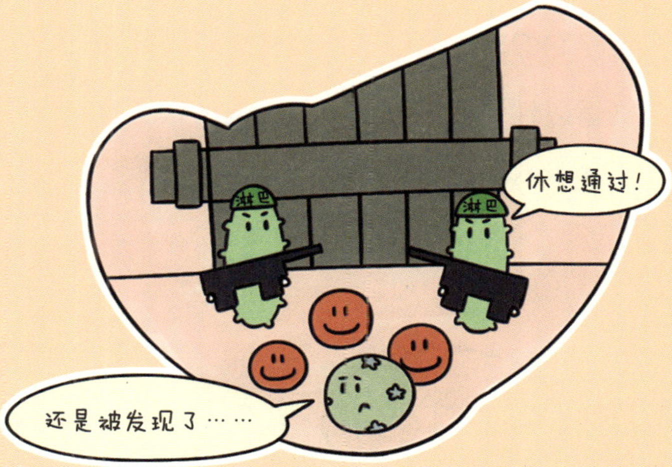


那么免疫细胞究竟是什么呢？实际上，之前提到过的白细胞就是驻守在血液中的免疫细胞之一。

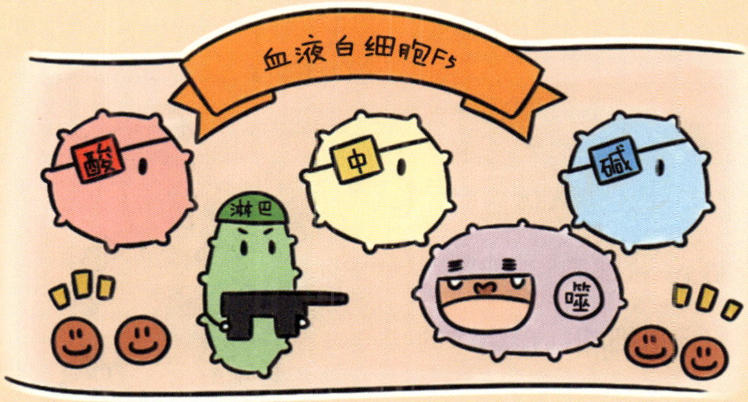


生活在不同的器官中的免疫细胞有着不同的名字，发挥的功能也有轻微的差别，但是大体上，它们可以被分为固有免疫细胞和适应性免疫细胞两大类。

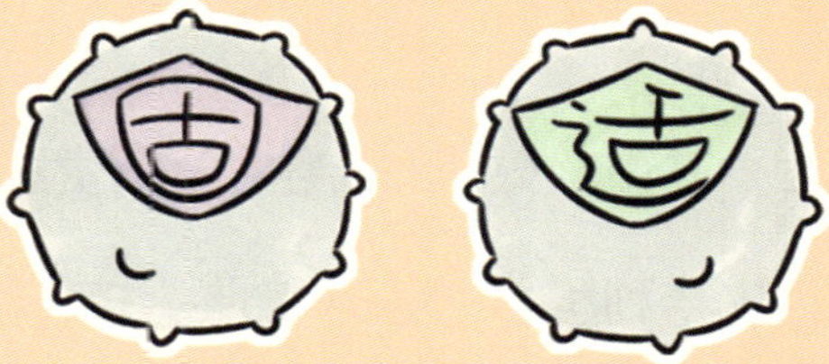


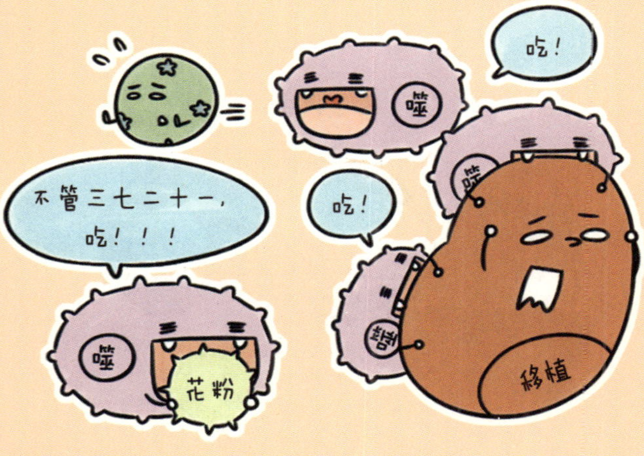


所谓固有免疫细胞，就是人体从出生就携带并能够直接发挥作用的细胞。它们可以识别所有的外来者，并迅速地产生反应。

但是它们的力量往往不够强大，因此需要借助适应性免疫细胞的帮助。适应性免疫细胞大体上分为T细胞和B细胞两大类。

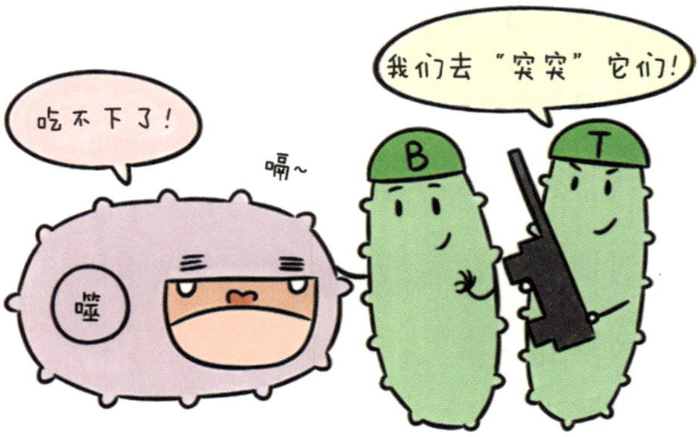

吃不下了!
嗝~
噬
我们去"突突"它们!


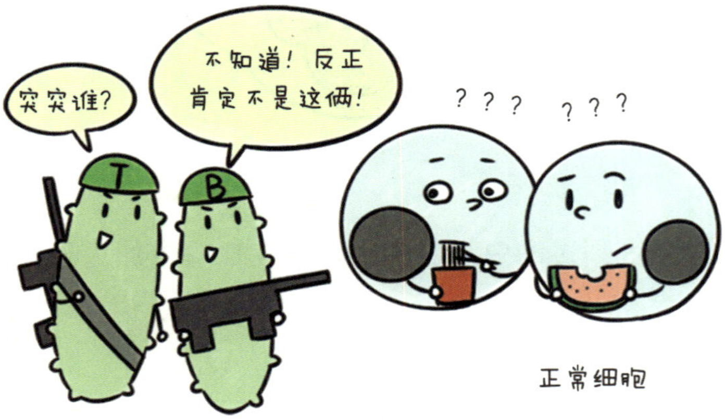

突突谁?
不知道!反正肯定不是这俩!
???
???
正常细胞


虽然T细胞和B细胞也是身体里的常住居民，但新生的T细胞和B细胞就和小宝宝一样，只知道哪些细胞是身体正常的、不需要攻击的。

当“外来入侵者”第一次进入体内时，在固有免疫细胞的帮助下，T细胞和B细胞可以分别产生效应细胞和记忆细胞，在工作的同时建立对于外来入侵者的记忆。

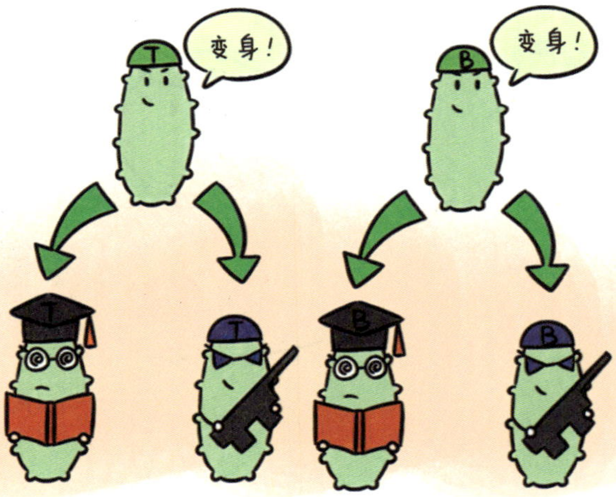

变身!
变身!


其中，效应T细胞主要负责释放一些毒性物质，直接打败外来入侵者。而效应B细胞则会产生一种称为抗体的物质，抗体结合在“入侵者”表面，就为它们打上了标记，使它们更容易被其他免疫细胞清除。

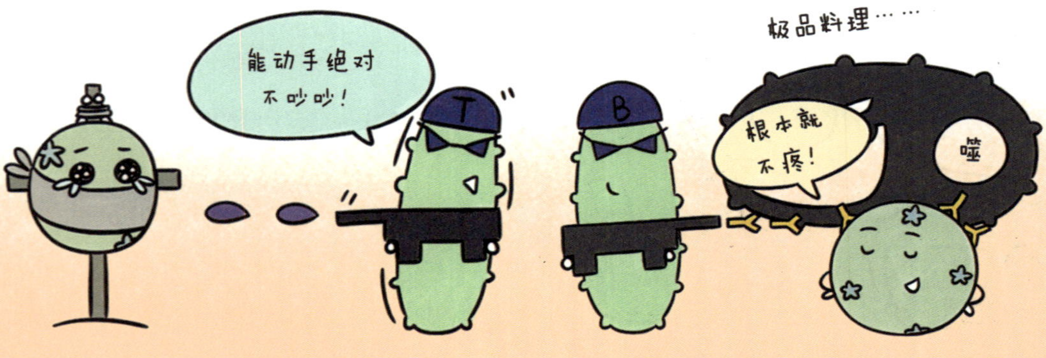

能动手绝对不吵吵!
极品料理……
根本就不疼!
噬

而T细胞、B细胞所产生的“记忆细胞”会一直在体内游走，当看到长相相同或相似的入侵者时，可以迅速产生效应细胞来阻止局势的恶化。

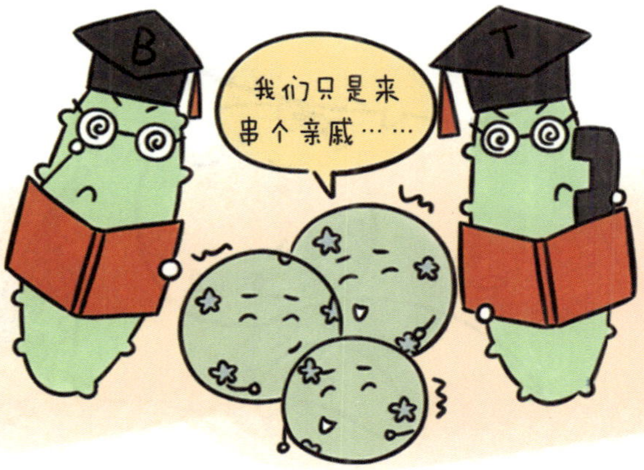


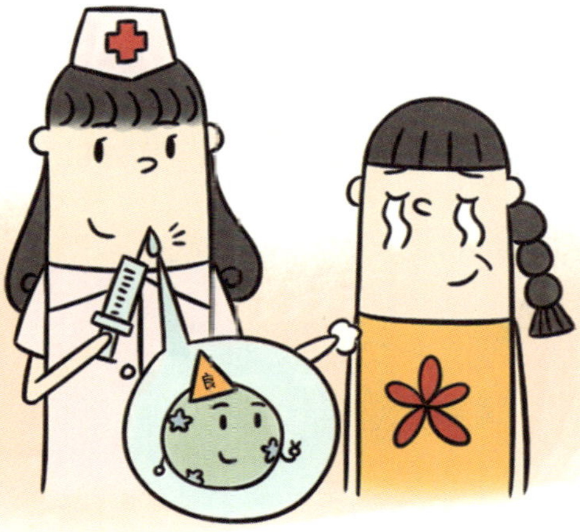

我们所接种的疫苗也常常是基于这个道理。科学家们可以对“外来入侵者”进行改造，使它们从“刁民”变成“良民”，即使进入人体也不会引起疾病。科学家们也会以“入侵者”标志性的特征作为疫苗的成分。

这两种方法都是为了提前发布“通缉令”，让免疫细胞们进行“预习”，以备不时之需。

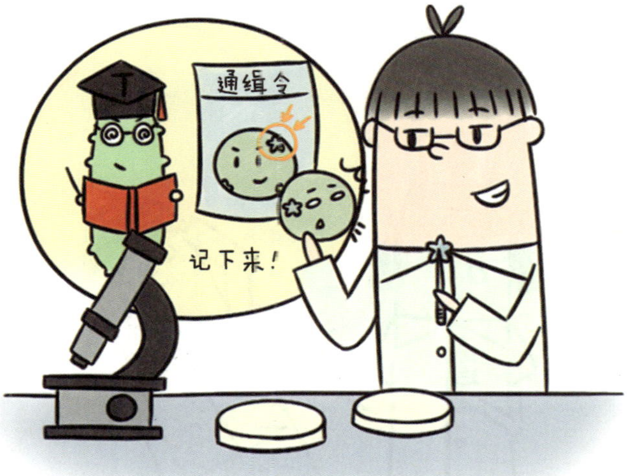


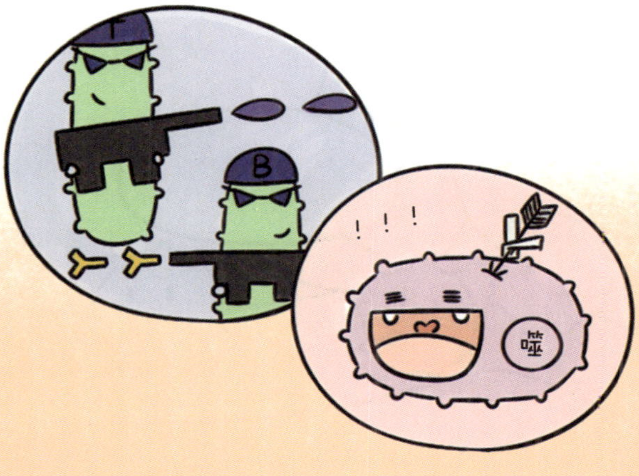

至于免疫分子，指的就是所有具有免疫能力的物质，包括抗体和T细胞所产生的毒性物质、免疫细胞之间用于传递暗号的分子，等等。

## 免疫系统出故障了——过敏与免疫缺陷

最常见的免疫力“过强”的情况就是过敏。这里的“过强”并非指身体的免疫力特棒，而是免疫系统过于敏感，因而容易被激发。

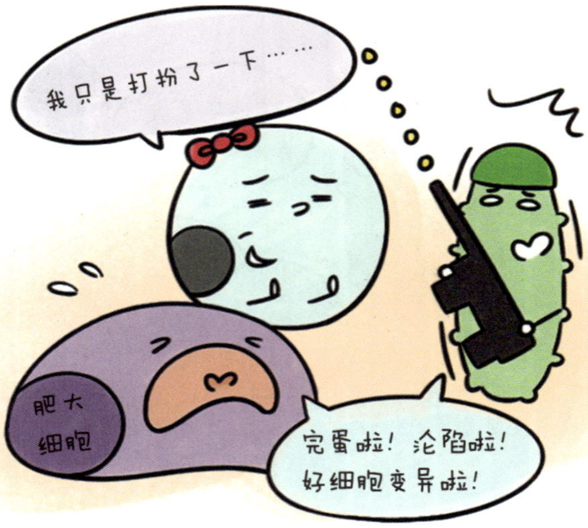

我只是打扮了一下……
肥大细胞
完蛋啦！沦陷啦！好细胞变异啦！


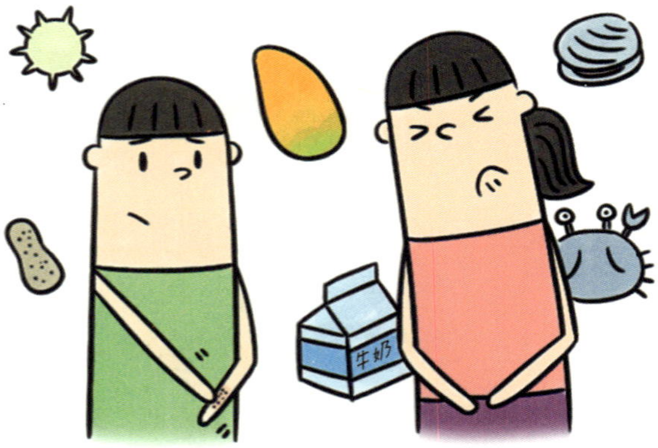

牛奶


会引起机体过敏反应的物质称为过敏原，比如花粉、花生、牛奶、芒果、海鲜等。它们轻则会导致皮肤起疹子、瘙痒、水肿，严重时则可能引起腹泻、哮喘等症状。

青霉素等抗生素的过敏甚至会导致血压骤降、引起休克甚至死亡。

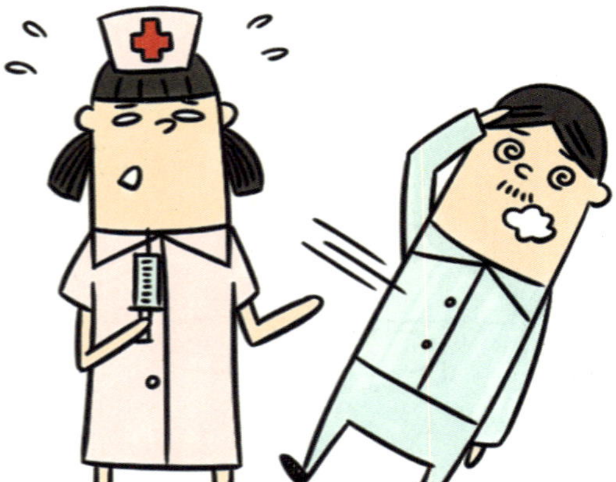

相反，如果免疫系统出了问题甚至完全不起作用，又会是什么情景？

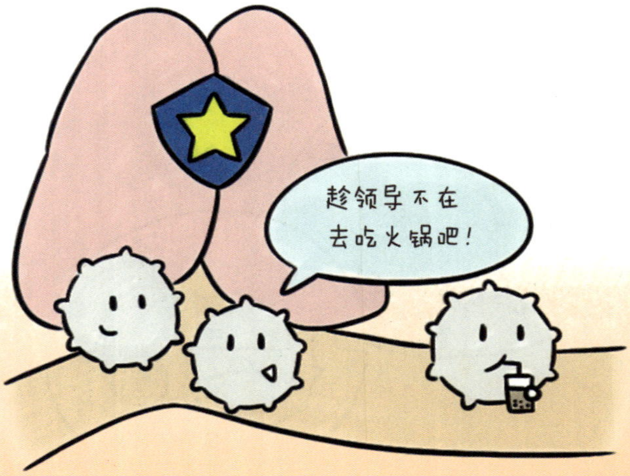

趁领导不在
去吃火锅吧！

对人类来说，T细胞和B细胞所主导的适应性免疫意义非凡，它们是人体抵御外敌入侵、迅速发起反击的重要保障。

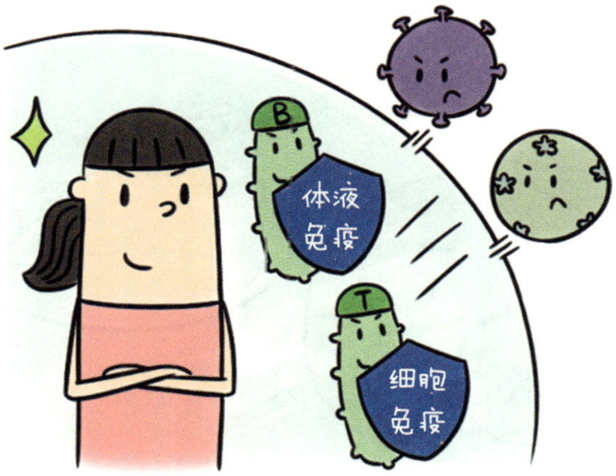


T细胞发挥主要作用的免疫方式通常称为细胞免疫，而B细胞发挥主要作用的免疫方式称为体液免疫。重度联合免疫缺陷就是细胞免疫和体液免疫同时缺失导致的疾病。

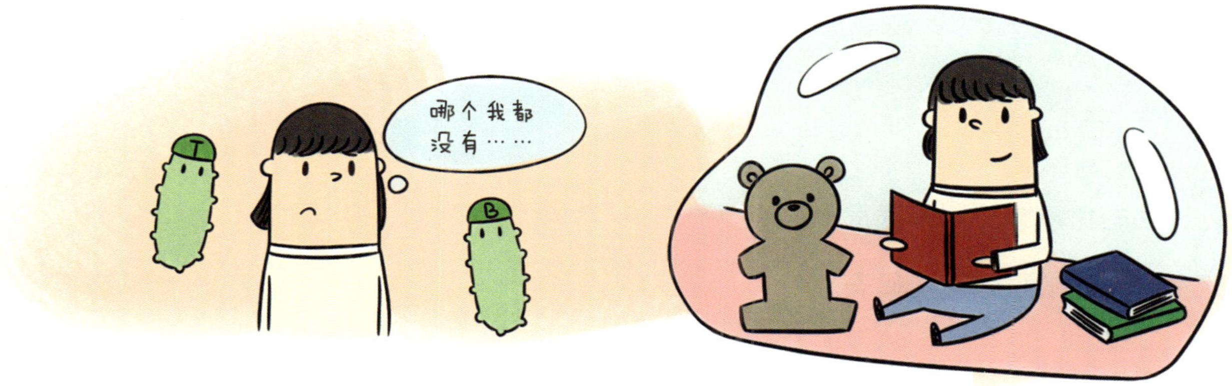


在电影《泡泡男孩》中，有一个在塑料泡泡中生活了12年的男孩，他就是由于患有这种疾病，自出生起就被隔离了起来。

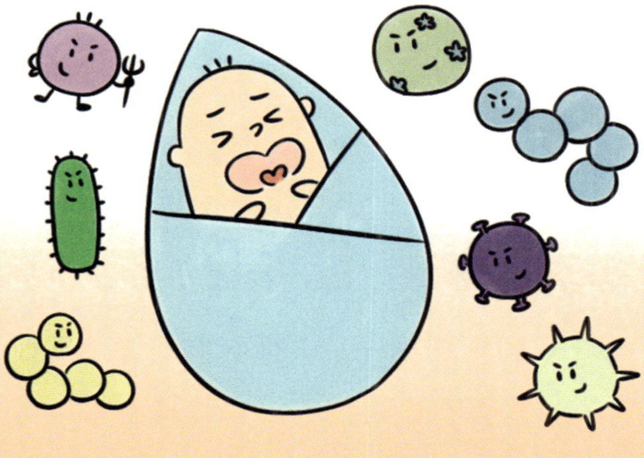

在患有重度联合免疫缺陷的孩子体内，免疫系统无法正常工作，所以他们很难抵抗充满细菌、病毒、真菌以及其他各种有害物质的环境，非常容易得各种各样的疾病。

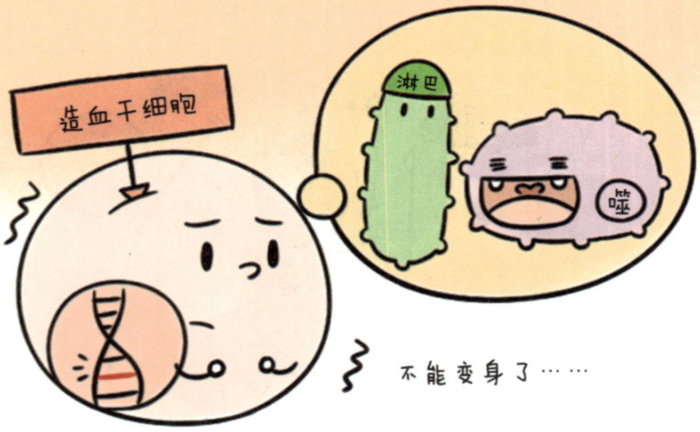


和重度联合免疫缺陷类似的疾病还有许多，这些疾病都是由细胞中遗传物质发生改变引起的，是先天性的。

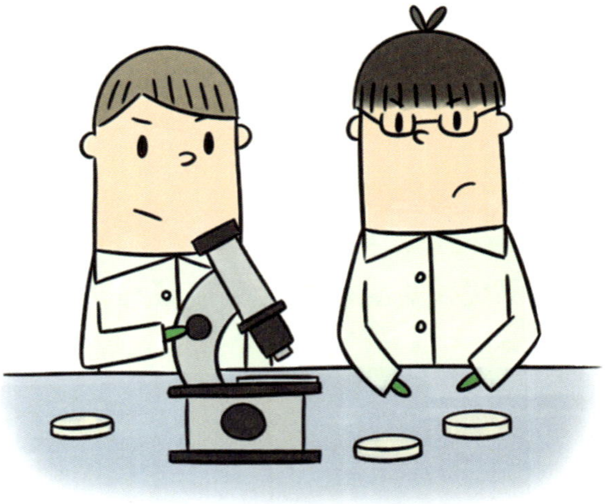

随着医学的发展，科学家们尝试了通过某些手段矫正遗传物质中产生错误的部分，但是由于这样的方法目前还不能达到百分之百的安全性，应用尚不广泛。

相对先天性的免疫缺陷，大家常听说的“艾滋病”（获得性免疫缺陷综合征，AIDS）则是后天因素引起免疫缺陷的典型代表。

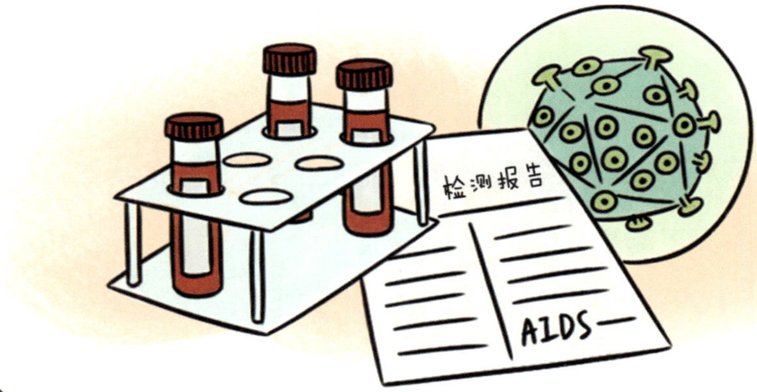


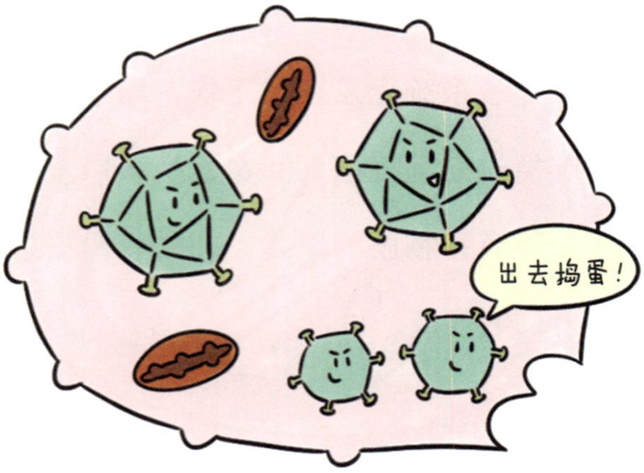


艾滋病病毒会以人体内的T细胞和巨噬细胞作为“大本营”在人体内潜伏、增殖，直到涨破细胞、释放出病毒“子孙”，再入侵下一批人体细胞，如此周而复始。

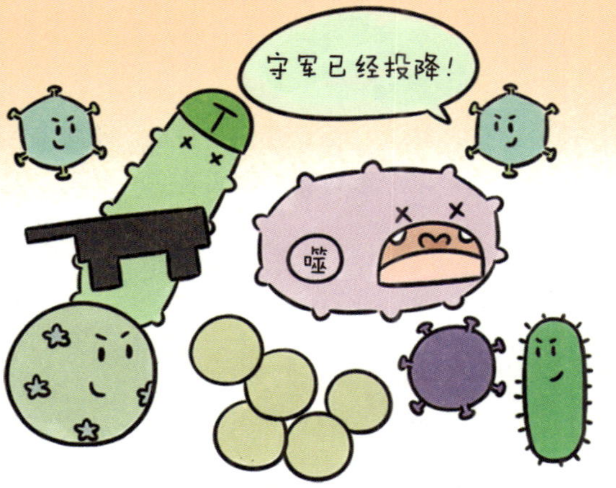
守军已经投降!
噬

艾滋病患者由于免疫细胞被破坏，免疫力在感染后的几年逐渐下降，因此极其容易被其他的微生物感染，最终死于其他微生物所引起的疾病。

目前并没有能治愈艾滋病的手段，但是通过药物抑制作用，患者体内艾滋病病毒的增殖可以得到控制，从而让身体保持一定抵御感染的能力。

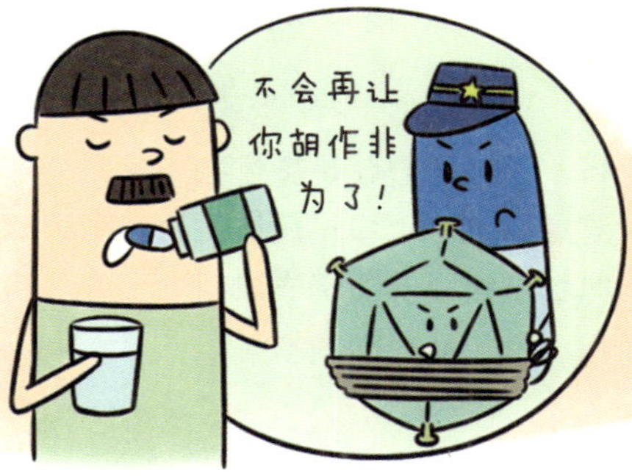
不会再让你胡作非为了!

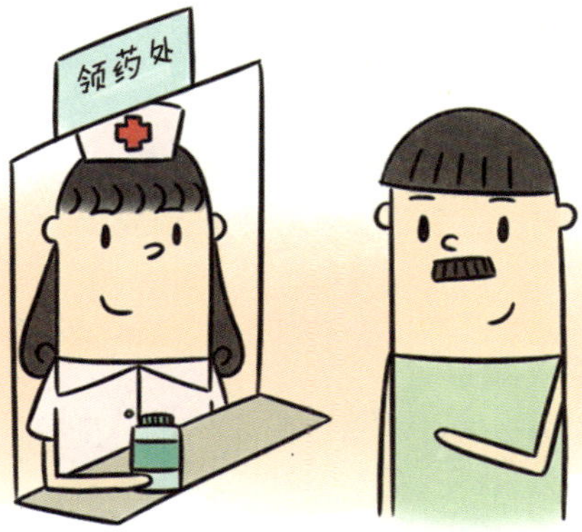
领药处

在这种情况下，艾滋病患者大多可以维持正常的生活，且不会受到死亡的威胁，而且这些药物都是国家免费发放的。

## 艾滋病的传播与防治

艾滋病的感染，是艾滋病病毒（HIV）进入人体所引起的，它的传播方式包括血液传播、性传播和母婴传播。血液传播可能发生的情境包括共用注射器针头、裸露的伤口接触艾滋病患者的血液、医生为艾滋病患者进行手术等；而性传播的实质实际上是体液传播，体液中的病毒沿着局部黏膜上开放的小破口进入体内；母婴传播即患有艾滋病的母亲可以通过脐带和胎盘将病毒传给孩子。因此，和艾滋病患者吃饭、拥抱、握手都是不会感染艾滋病毒的。

如果健康人不慎接触了艾滋病病毒，一定要在发现后即刻前往规定的医院，注射阻断剂，在病毒于身体内肆意妄为前将它们清除，而通过母婴阻断，也可以防止妈妈将体内的病毒传给孩子。

## 大自然中的微生物

人们爱吃的水果蔬菜都来自土壤大地，而在土壤中也存在着许许多多的微生物。它们能分泌出很多有用的物质——酶或生长激素来促进水果蔬菜的成长。另外，还有一些微生物可以分解垃圾、消灭害虫，等等，它们被称为生态系统中的分解者。

## 细菌和真菌

大部分细菌按照形状可以分成杆菌、球菌和螺旋菌等。

在生活中，还有一类特立独行的肉眼可见的真菌，它们中还有一部分是可食用的，如猴头菇、冬虫夏草、香菇、木耳、金针菇、羊肚菌、银耳、竹荪……虽然它们长得丑丑的，但都是美味可口的食用菌。然而，长得好看的粘草菌、毒蝇鹅膏菌等都是有毒的！千万不能随便吃好看的蘑菇！

## 青霉素的发现

你知道吗？抗生素中的明星——青霉素开启了人类医学的黄金时代。而青霉素最早引起人们注意是在1928年，英国细菌学家弗莱明因为一次实验失误偶然发现了它。这种被称为“青霉素”的抗生素，正是由真菌一族成员——青霉菌分泌的。

## 新型冠状病毒

2020年年初，新型冠状病毒肺炎席卷全球，引起全球大流行，罪魁祸首就是微生物中病毒的一种——冠状病毒。这种病毒能够通过飞沫传播，而当遇上飞沫传播的病毒肆虐时，戴上口罩是最能有效防止病毒入侵体内的方式之一。另外，不去人多聚集的地方、回家勤洗手、多通风也是有效的防护手段！

## 细菌的耐药性

和人类一样，细菌也是这个世界上的物种之一。在细菌的世界里，它们需要找到吃食养活自己，因此，寄宿在人体内的细菌有时候会进攻人类。这其中，有两类细菌是“特种部队”。一种天赋异禀，生下来就会各种绝技，叫做固有耐药菌。还有一种细菌实战经历丰富，能从失败中汲取经验不断进化，叫做获得性耐药菌。

## 伤口该怎么处理呢？

当我们不小心被利器划破时，如果出血量少，不用担心，体内强大的凝血系统可以自动止血。爸爸妈妈可能会告诉你，尽量不要贴创可贴，因为厌氧菌可能会在创口贴下滋生；但是现在创可贴大多都是透气的，厌氧菌其实没有发育的机会。不过如果伤口比较深、出血不停，就一定要赶快找身边的大人帮忙，及时就医。

## 红细胞有多大？

你知道吗？正常的成熟红细胞直径只有7～8微米，而且没有细胞核（细胞中储存遗传物质的细胞器）。它具有一定的弹性，这样在通过非常细的毛细血管时就可以改变自身的形状。在红细胞中，血红蛋白约占整个细胞重量的32%，水占64%，而剩下的4%则是脂质、糖类和各种电解质。正是由于红细胞中富含血红蛋白，血液才呈现红色。血液可以分为动脉血和静脉血，前者含氧量高、呈鲜红色，而后者含氧量低、呈暗红色。虽然红细胞功能是运送氧气和二氧化碳，但实际上其中的血红蛋白更容易和一氧化碳结合，因此当煤气等不充分燃烧的时候，人就容易一氧化碳中毒。

## 什么样的花露水才驱蚊？

夏天户外阳光明媚，非常适合出门玩耍。但是出门前一定要记得，给露在外面的皮肤抹一点驱蚊花露水！仔细看看成分表，含有避蚊胺、驱蚊酯、埃卡瑞丁成分的花露水才可以防蚊虫叮咬。

## 红细胞的数量

红细胞是血液中数量最多的血细胞，它的数量会受到外界环境和年龄的影响。比如生活在高原地区的人们以及刚出生的小婴儿血液中的红细胞浓度就要高于其他地区的成年人，而经常锻炼身体，或从事体育行业的人红细胞浓度也会高于普通人。

## 免疫细胞的分工

血液中的白细胞主要由正文中提到的这五种细胞组成。除了淋巴细胞外，剩下的四种都属于固有免疫细胞，也就是说，从出生那一刻起，它们就在保护着我们的健康，不再需要像淋巴细胞那样经历一次又一次的“训练”。也正是由于没有接受过具体化的训练，这四种细胞的分工就相对比较粗糙：嗜酸性粒细胞可以针对寄生虫这一大群体发挥作用；嗜碱性粒细胞参与“过敏”过程；中性粒细胞和巨噬细胞则可以把那些原本不属于体内的奇怪东西吞下去。

不过，这些免疫细胞的作用可远远不止以上这些，免疫细胞的种类也不止这五种。身体内的免疫细胞和它们产生的免疫分子构成了庞大的免疫网络，通过复杂的协作保卫我们的健康。而免疫细胞与分子之间的“沟通方式”，是免疫学家研究的一个重要问题，科学家们希望能从中找到治疗疾病的新思路。

## 嗜酸/碱性粒细胞为什么这么叫？

嗜酸性粒细胞和嗜碱性粒细胞，之所以叫这样的名字，并不是因为它们喜欢吃酸性或者碱性的物质。前面讲过，血细胞在正常情况下都是透明无色的，因此当科学家需要鉴别它们的身份时，就要给细胞染色。其中，嗜酸性粒细胞容易被酸性的染料着色，而嗜碱性粒细胞容易被碱性的染料着色，所以才有了相应的名字。

## 血痂

如果不小心把皮肤划破，伤口在愈合的过程中会长出血痂。其实，血痂是“牺牲”掉的血小板和纤维蛋白凝结成的块状物，能够保护伤口直到伤口完全长好，最后会自动脱落。千万不可以用手把血痂抠掉哦！

## 癌症

恶性肿瘤就是骇人听闻的癌症。当人体内正常的细胞受到了不良因素（如紫外线、电离辐射、病毒等）的影响，迷失了成长的方向时，就会逐渐自我堕落，并召集身边的“同伴”和自己的“子女”，变身成一个个丑丑的“怪物”，危害其他细胞的生存。从外观来看，它们就组成了一个“肿瘤”。当这个肿瘤不断发展壮大，逃过免疫系统的监视，侵及血管、淋巴时，就会造成全身转移，导致不可挽回的结果。

## 免疫系统会“六亲不认”吗？

目前大部分科学家们认为，人体中由于各种屏障的存在，有几个秘密基地免疫系统不曾涉足，如晶状体、大脑等。也就是说，如果眼睛和脑袋里的屏障被破坏，晶状体、大脑被免疫系统找到，免疫系统会把这些器官或组织中的细胞也当做“坏人”，像驱赶病毒一样攻击它们！

## 人体的血库

脾又称为人体的“血库”，在脾内贮存了大量的血液，但它同时也是个十分脆弱的器官。

## “抗体”是“免疫球蛋白”吗？

抗体其实还有一个名字，叫做免疫球蛋白。抗体是从生物学功能的角度取的名字，代表它能够帮助身体对抗外来异物；而“免疫球蛋白”则是从化学结构的角度命名的，代表它是一种球型的蛋白质。

## 从小接种疫苗

我国的小朋友从小就要打一些基础疫苗。光是1岁这一年以内就要打五种疫苗来预防七种疾病呢！包括卡介苗、脊髓灰质炎疫苗、百白破疫苗、麻疹疫苗、乙肝疫苗。

## 肥大细胞

肥大细胞主要存在于结缔组织和黏膜中。它们能通过释放一系列调节因子（如细胞因子、趋化因子等）来“督导”T细胞、中性粒细胞等免疫细胞，以及内皮细胞、神经元等细胞的工作，参与抗感染免疫、过敏、自身免疫性疾病等。

## 皮试

也许大家会问，为什么青霉素会引起那么严重的过敏，人们却还要使用呢？因为青霉素对大多数的细菌都有效，并且效果好，虽然许多细菌出现了对青霉素的耐药现象，但细菌在进步的同时，科学家们也在推动青霉素的进步。注射青霉素等抗生素时，护士通常会对患者进行皮试，即在手臂皮肤内注射一点点青霉素，观察是否会出现皮肤局部的过敏反应。如果出现红肿、瘙痒的局部过敏症状，医生们就会更换其他不会引起过敏的抗生素。

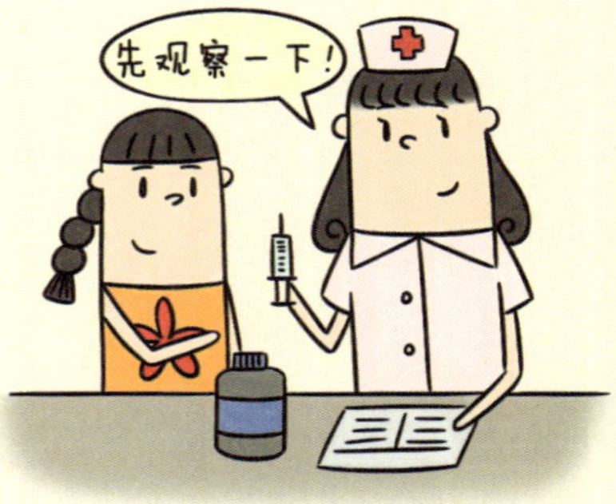


## 故事的结局

在“泡泡男孩”的故事中，小男孩活下来的唯一希望就是接受骨髓移植，但由于家人的骨髓都无法与其相匹配，他只能在泡泡中等待世界上另一个和他骨髓相匹配的人。如果骨髓不相配，小男孩身体中能够识别“外来人员”的其他细胞，和移植进来的他人的骨髓所产生的免疫细胞，就会因为相互不识别而互相攻击。

这个在泡泡中生活了12年的小男孩可以称的上一个奇迹。但等待骨髓的日子漫长而煎熬，最终骨髓移植的手术还是失败了，小男孩不幸去世。

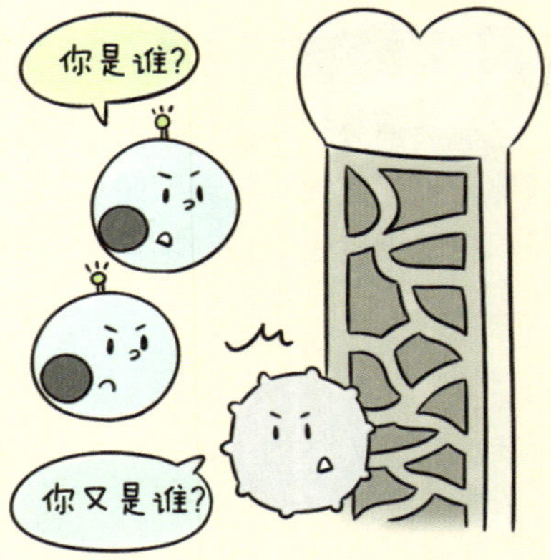

# 水从哪来到哪去

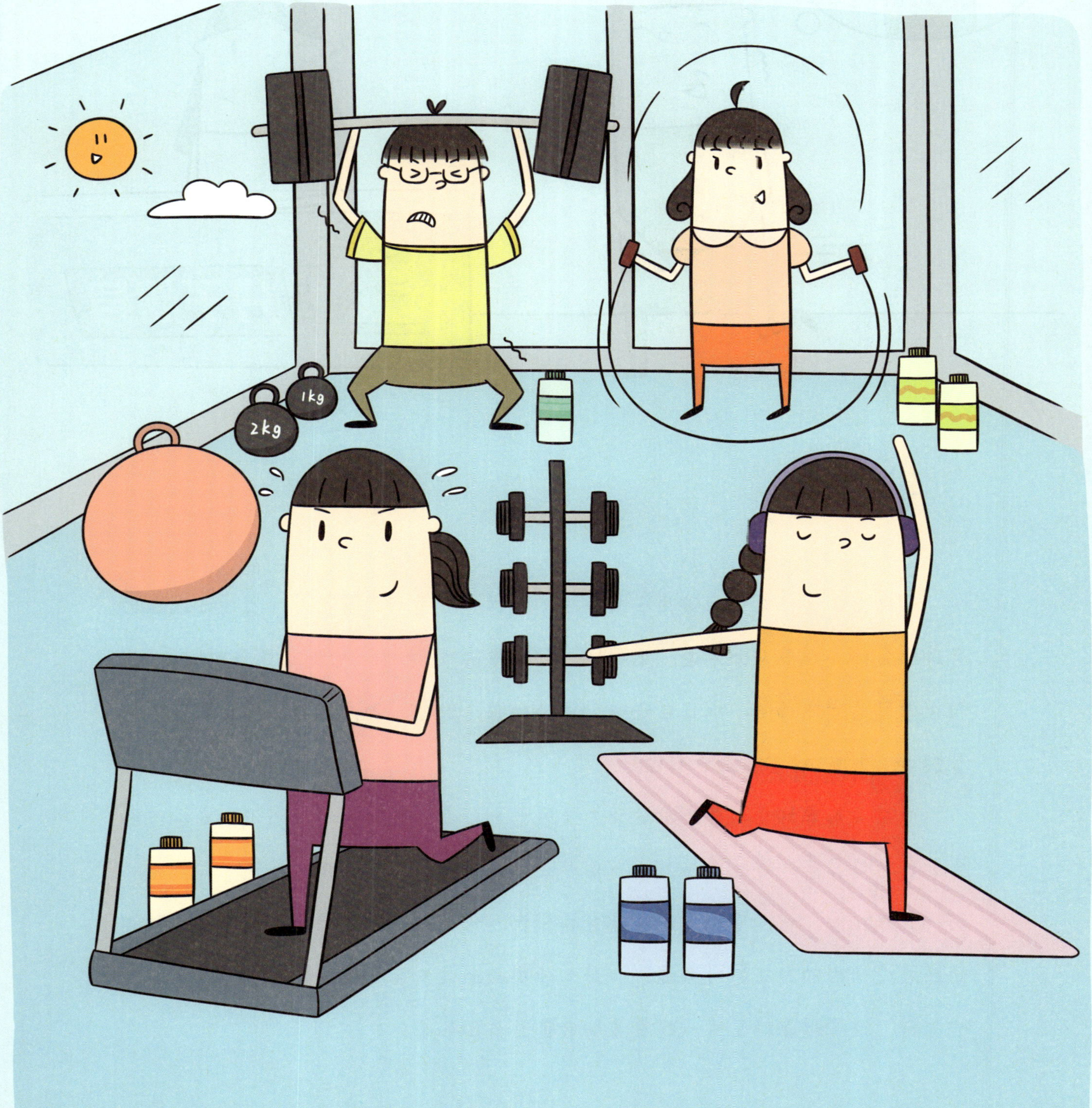

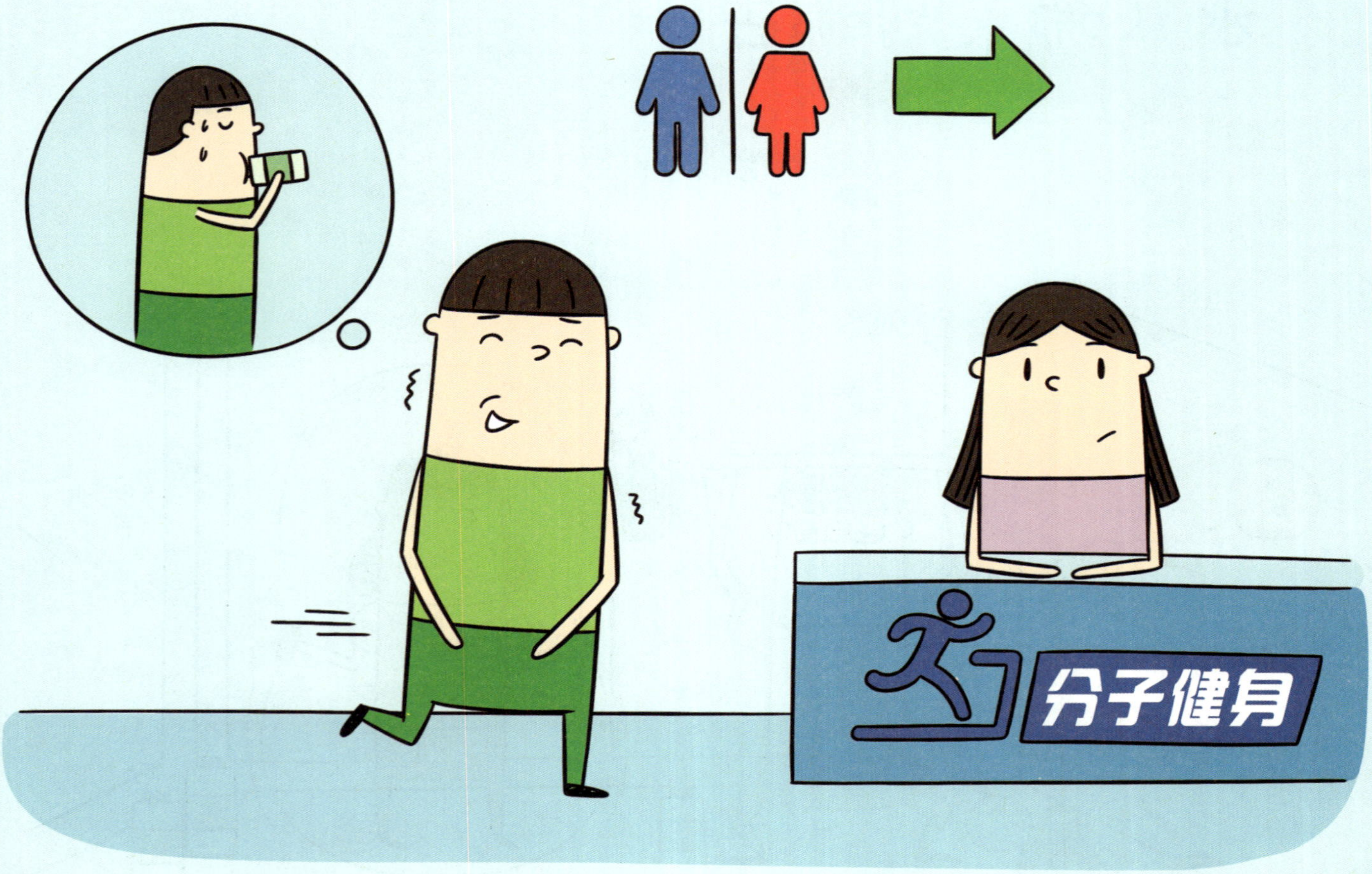


地球上的第一个生命诞生于海洋中，经过十分漫长的演化，才出现了现在的各种生命体。对于人体来说，水可以占到体重的70%之多，它能运输各种物质、为化学反应提供场所。水存在于我们身体的每个部位，即使在看起来十分坚硬的骨骼中，也有20%左右的水存在！

你每天都要补充大量的水分才不会感觉到口渴。你知道吗？喝下去的水流经食管到达肠胃后，就变成血液的一部分了。血液携带着血细胞、氧气、二氧化碳、营养物质、代谢废物等在身体各处游走，但是这一过程的意义是什么呢？驱动血液流动的动力又是什么呢？为什么体内的血液不会无限制地增多呢？带着这些问题，继续跟着林医生一起看看到底是怎么回事吧！

# 血液的旅程

人的心脏有着炫酷的“发型”，而它的“发型”是由一些重要的血管组成的，这些血管分别是主动脉、肺动脉、上腔静脉、下腔静脉和肺静脉。

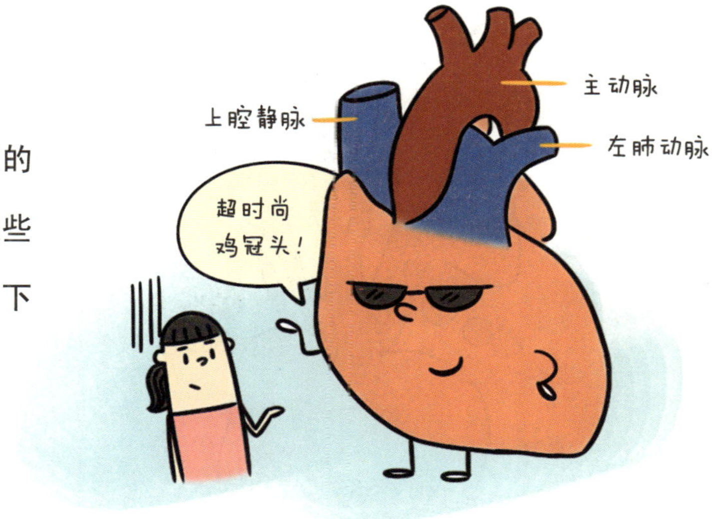


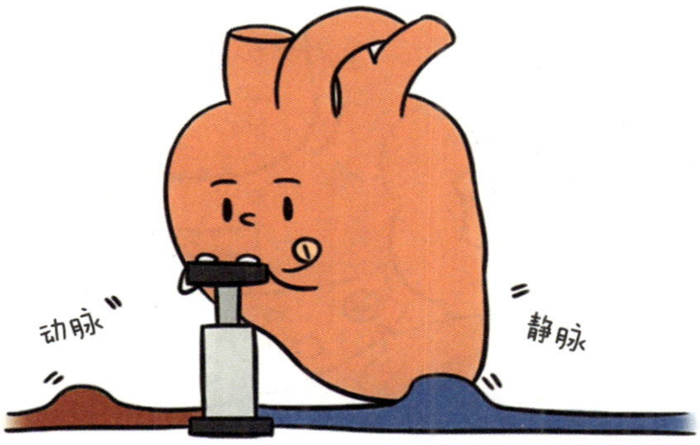


心脏好比一台抽水机，通过扑通扑通的跳动，从静脉抽取血液，由动脉泵出，输送到全身各个器官。

那么，心脏是通过怎么样的循环为全身各个脏器提供氧气和营养的呢？

各脏器中含有二氧化碳和废物的血液经过静脉，汇集到上腔静脉和下腔静脉中，最终回到心脏。

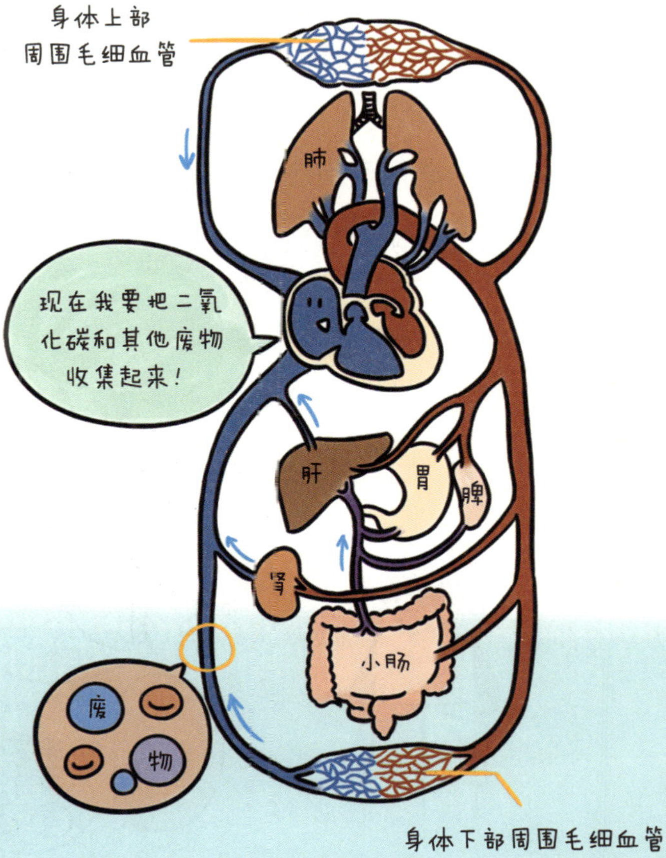

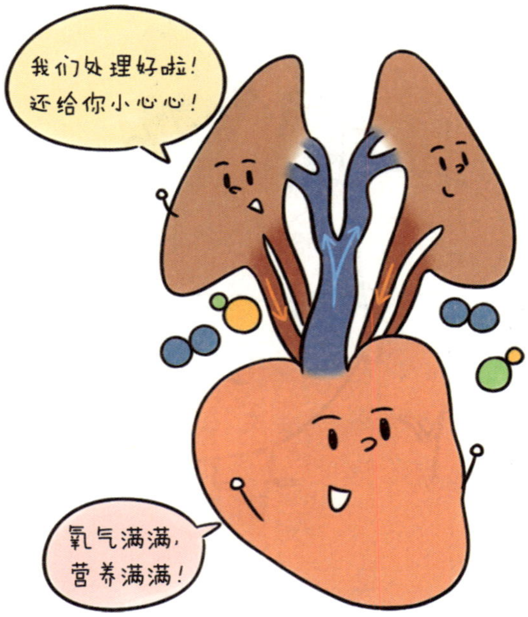


心脏通过跳动，将血液挤入肺动脉，这些血液到达肺部之后，发生了二氧化碳与氧气的交换，富含氧气的血液经由肺静脉回到心脏。

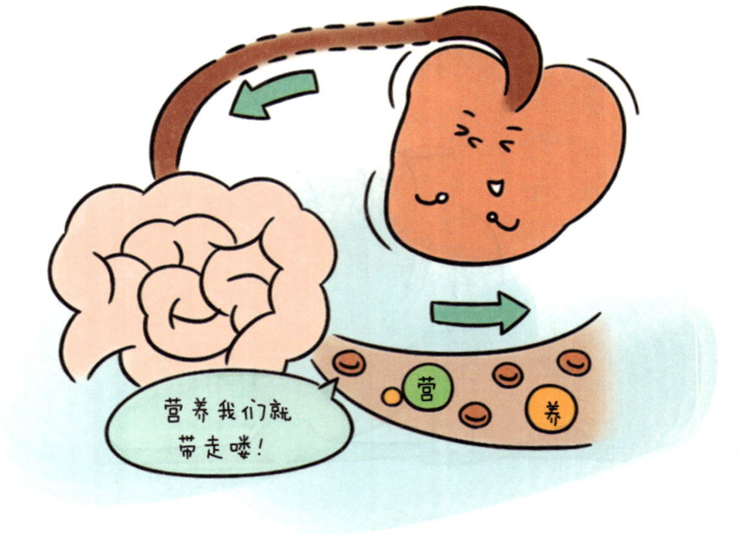


心脏通过跳动，在向肺动脉泵血的同时，也将血液注入了主动脉。其中有一部分血液到达小肠后，会吸收小肠细胞从食物中获取的营养物质，再输送到全身。

还有一部分的血液到达肾脏后会将代谢所产生的废物排出，而其他的血液则用于供给人身体各个器官活动所需要的氧气和营养。

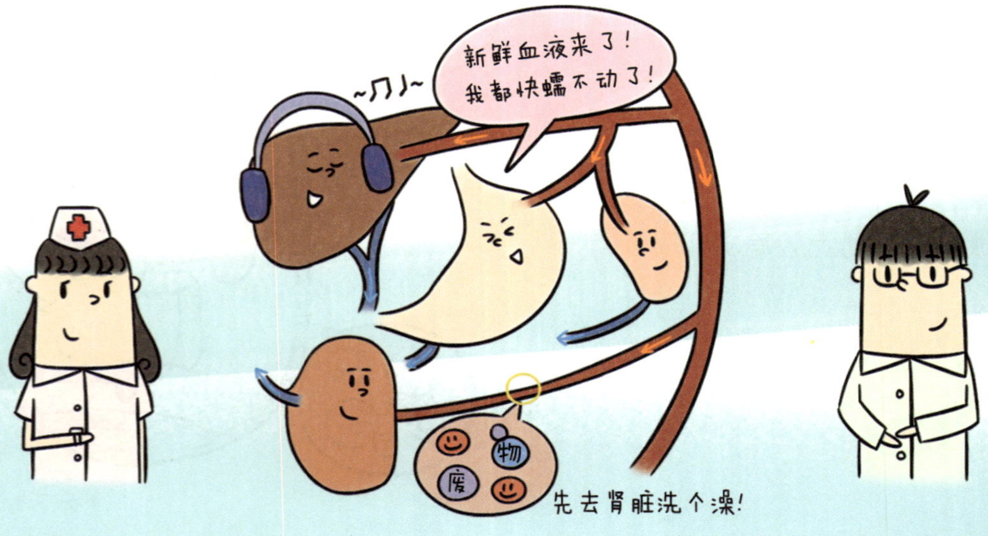

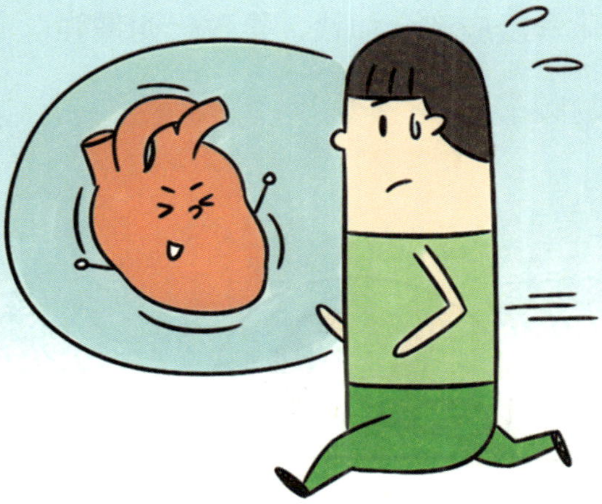

你有没有注意过，在运动后或者精神紧张的情况下，心脏跳动的节奏会变快，并且可以更明显地感受到心脏在胸腔中的跳动。

这是因为在比较兴奋的情况下，身体里的一些器官对于氧气和营养物质的需求增加了，这就需要心脏更加卖力地输送血液。

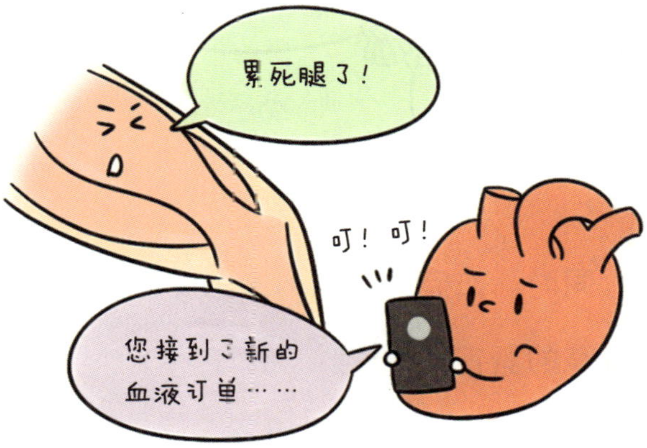
累死腿了！
叮！叮！
您接到了新的
血液订单……

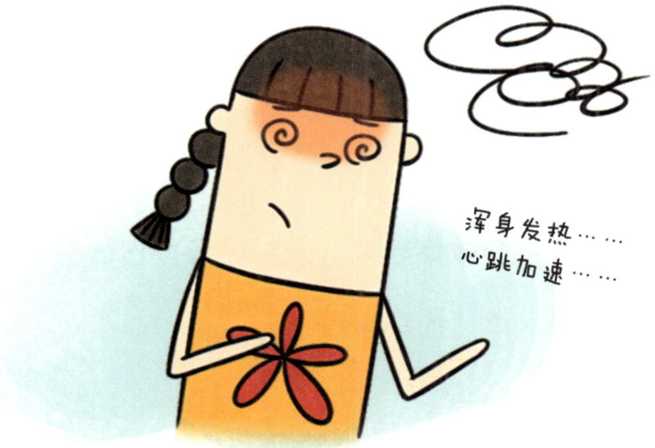
浑身发热……
心跳加速……

但是在发烧的情况下，为什么心脏跳动也会变快呢？

人体的活动是在大脑这一“指挥部”的引导下发生的，也就是说，从大脑发出的神经信号对身体的各个器官都起着调节作用。

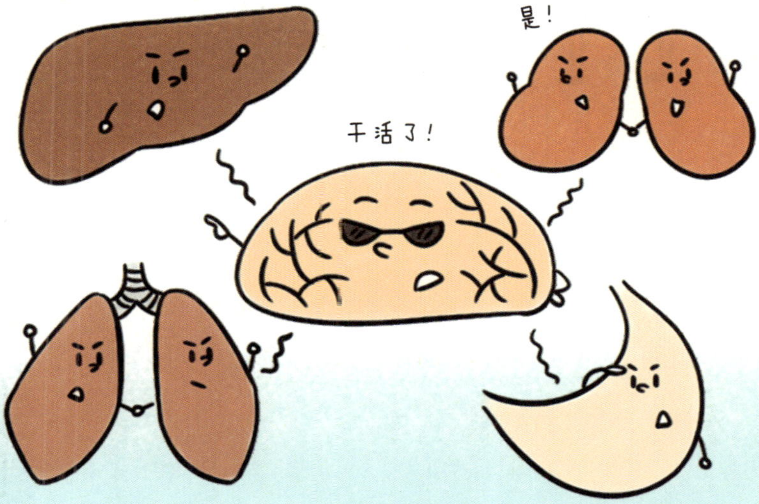

发烧意味着体温升高，体内包括酶催化的多种化学反应都会加快，导致代谢增强，心脏为了适应高体温下的代谢水平，相应地增加了跳动的频率。

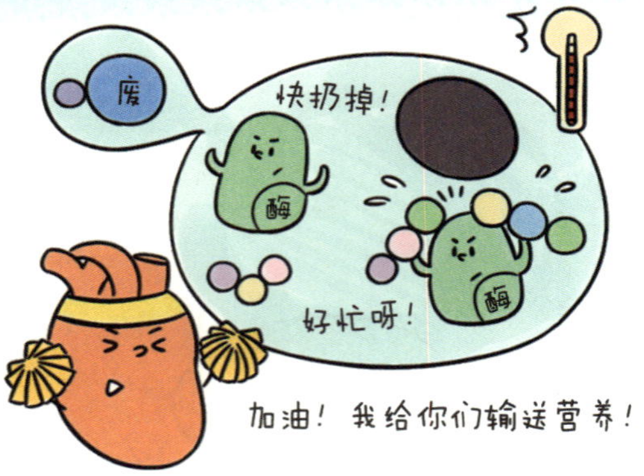


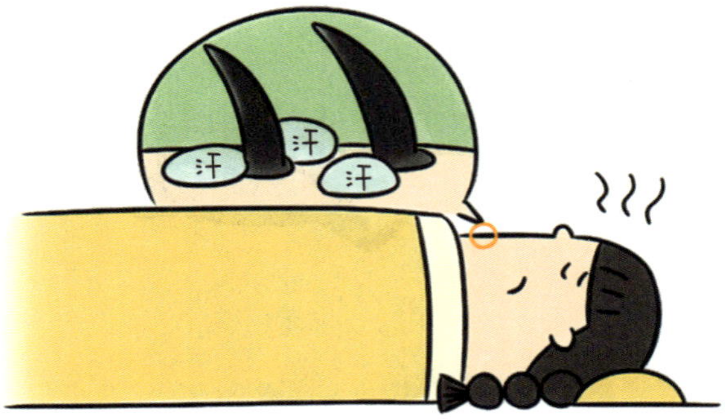


同时，血流速度的增加也促进了身体排汗，这样你的体温才可以适当地降下来，从而保护全身的器官。

## 了解泌尿系统

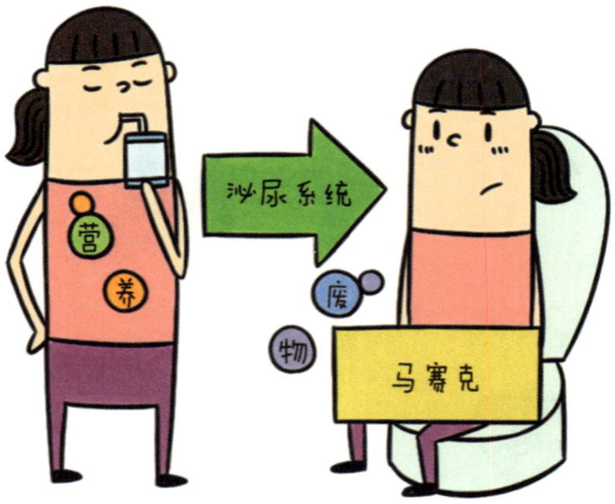


泌尿系统负责把身体新陈代谢产生的废物和多余的水分收集起来，变成尿液排出体外，从而保持身体“内环境”的稳定。

泌尿系统包括肾脏、输尿管、膀胱和尿道四个部分。体内的水分到体外之前都会经历哪些过程呢？

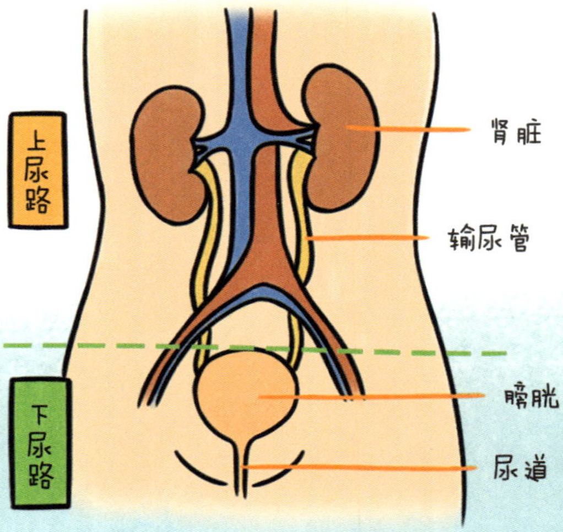

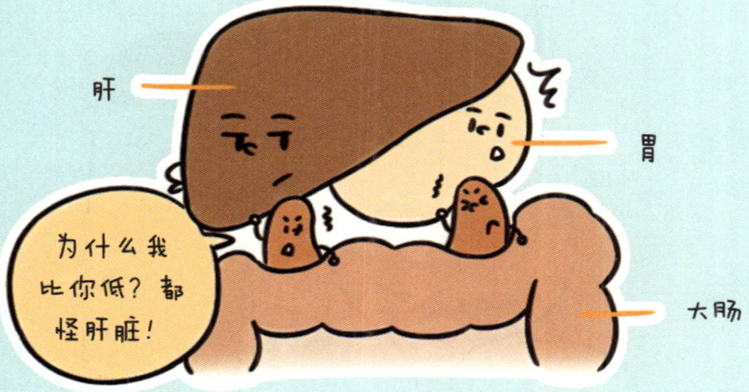


如果从肚皮往后看的话，需要把胃、肠等器官移开，才能找到长得像蚕豆一样的一对肾脏。

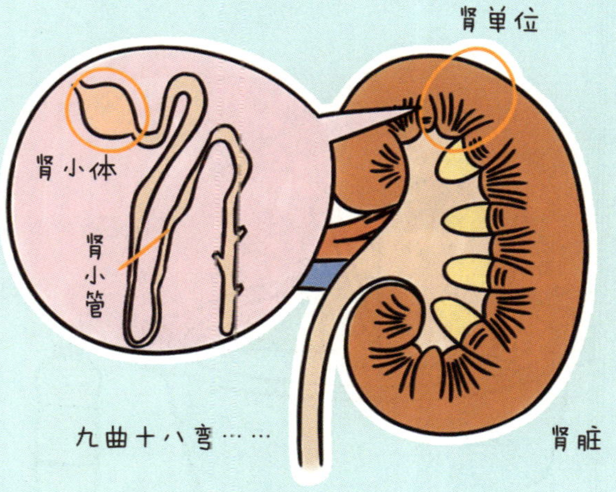


这两个“大蚕豆”主要是由许许多多肾单位构成的，而肾单位又由肾小体和肾小管组成，它们联合作用才能完成最重要的泌尿功能。

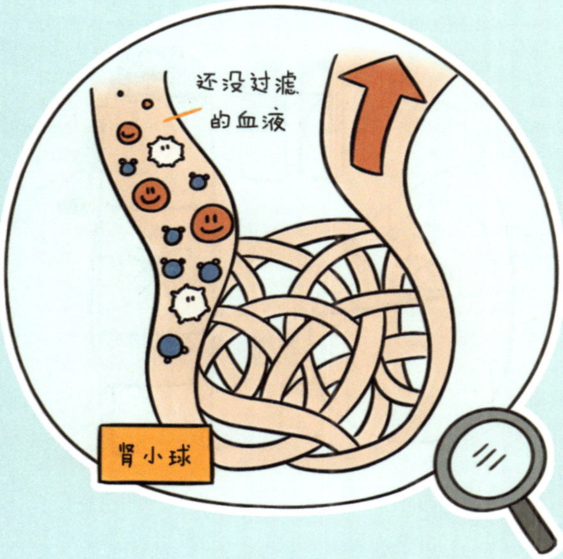


肾小体是由肾小球和肾小囊构成的。其中，肾小球就像一张渔网，尺寸相对较小的物质会从网眼漏出，然后由肾小囊收集起来，传给肾小管形成“原尿”。

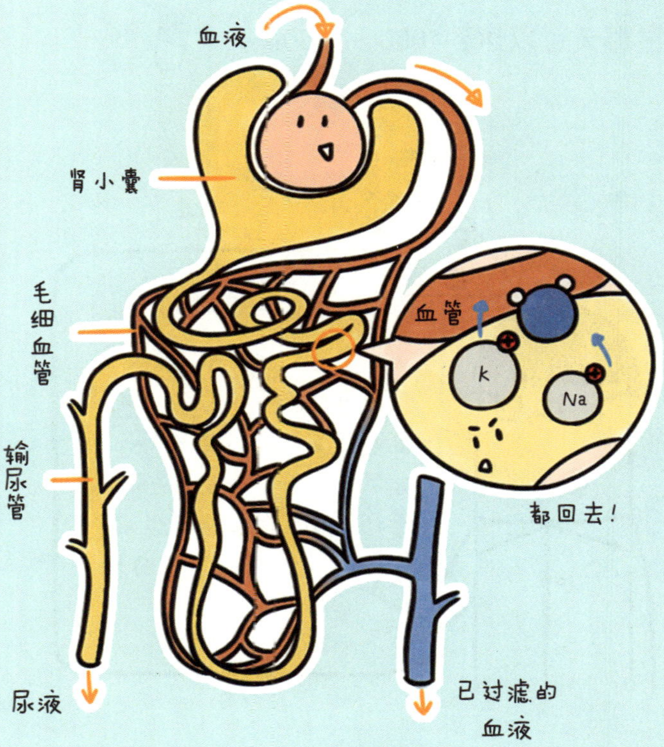


而肾小管“看到”肾小体把人体内的水都给滤掉了，觉得实在是太浪费了！所以肾小管就竭尽全力将水、钠离子、钾离子等有用的物质再重新“捞”回体内。

最后，这些尿液经过输尿管运输到膀胱，暂时储存起来，当存量多到让人产生“尿意”时，就会经过尿道排出体外。

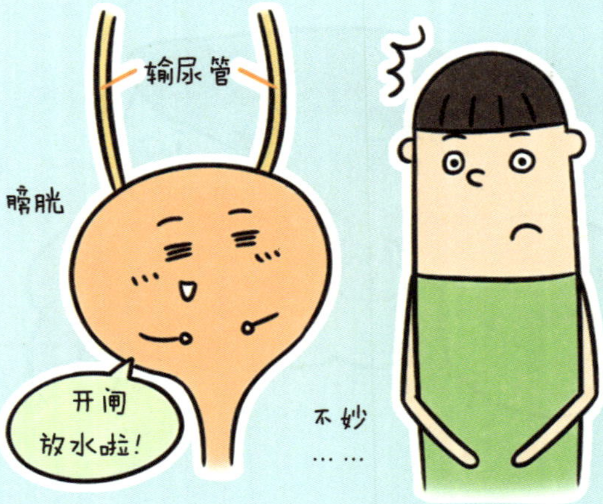
输尿管
膀胱
开闸
放水啦！
不妙
……

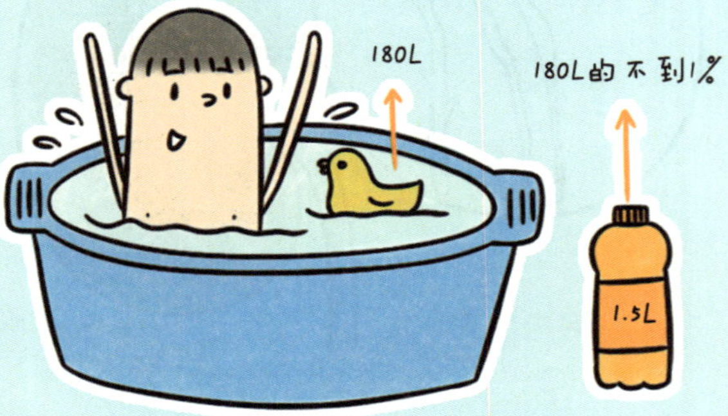
180L
180L的不到1%
1.5L

每人每天能产生近180升的原尿，而经过肾小管的重吸收、排泌，最后排出的终尿不到原尿的1%。

随着小朋友逐渐长大，泌尿系统的功能也越来越成熟，滤过功能更强。一般来讲，刚生下来小婴儿每天排尿50～100毫升，学龄期儿童每天可以达到1000～1500毫升。

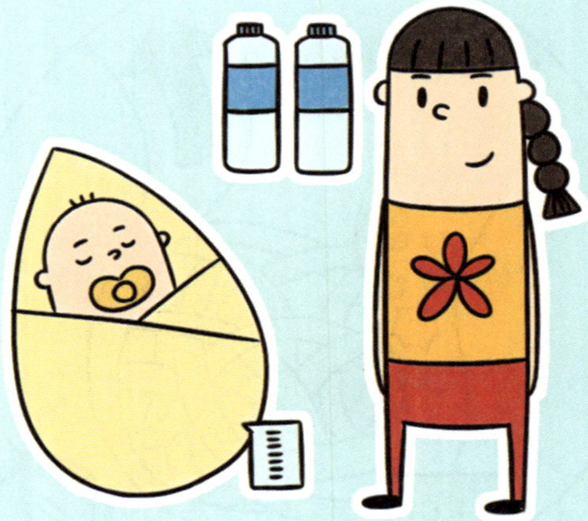

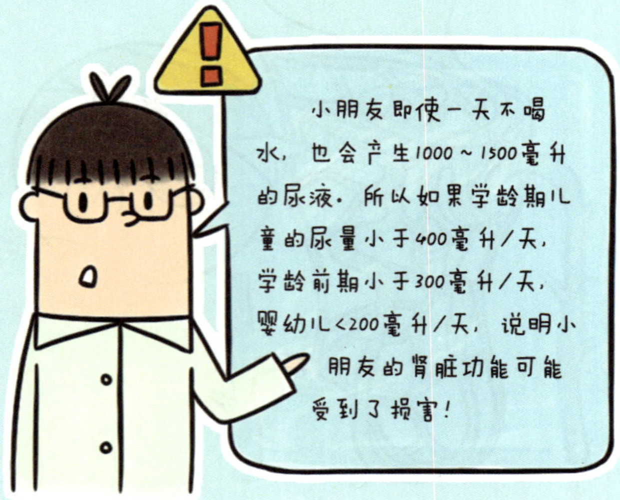
小朋友即使一天不喝水，也会产生1000～1500毫升的尿液。所以如果学龄期儿童的尿量小于400毫升/天，学龄前期小于300毫升/天，婴幼儿<200毫升/天，说明小朋友的肾脏功能可能受到了损害！

小朋友24小时的排尿量可以告诉医生小朋友的肾脏功能是否健康。

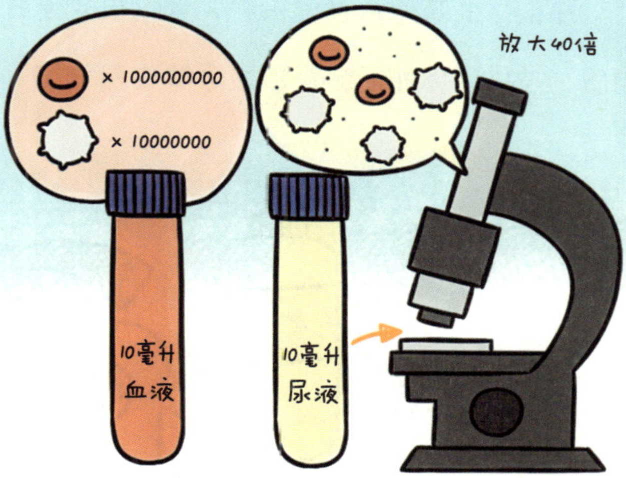


除了尿量以外，尿的颜色也能说明一些问题。血液和尿液的主要成分都是水，不过里面的红细胞和白细胞个数却大相径庭。

正常的尿液应该是透明或淡黄色的。如果肾小球的大渔网被破坏，血液中红细胞就可能兜不住了，尿的颜色就会变成淡红色、肉红色甚至深红色。

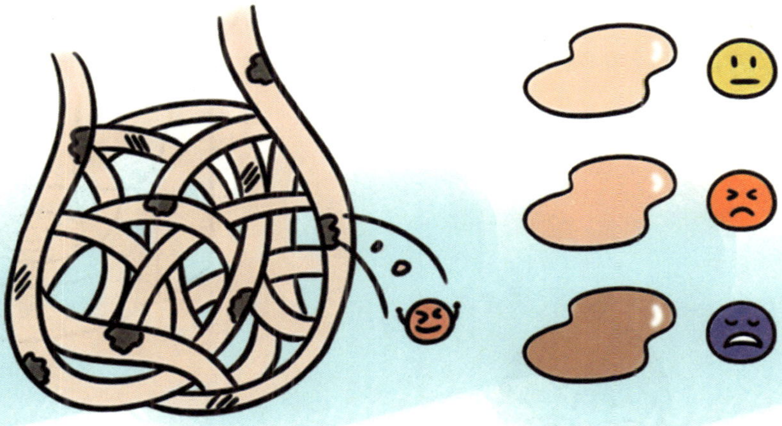

如果捞不到白细胞的话，尿液就会变成絮状尿、浑浊尿甚至脓尿。

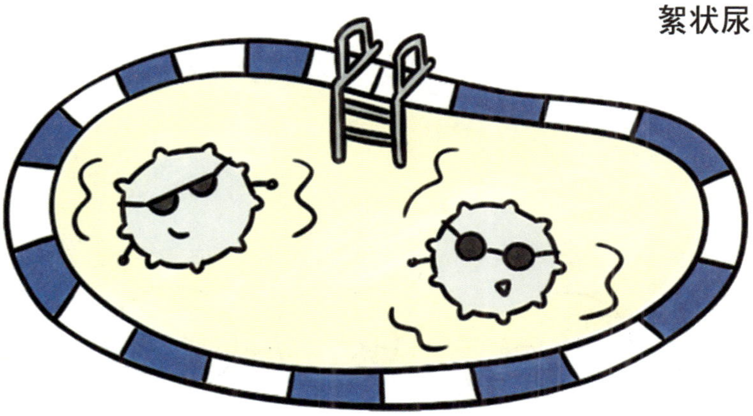

那么尿的味道从哪里来呢？食物中的蛋白质在人体内被分解后，会产生一种叫做尿素的物质，被排出体外后会慢慢被分解成氨气。

豆浆
牛奶
尿素
氨气

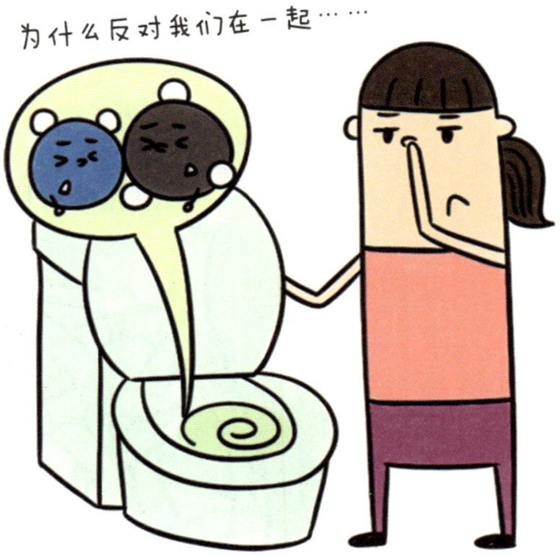
为什么反对我们在一起……

氨气和水结合在一起之后，就会有刺鼻的氨臭味，所以一定要养成便后冲厕所的好习惯！

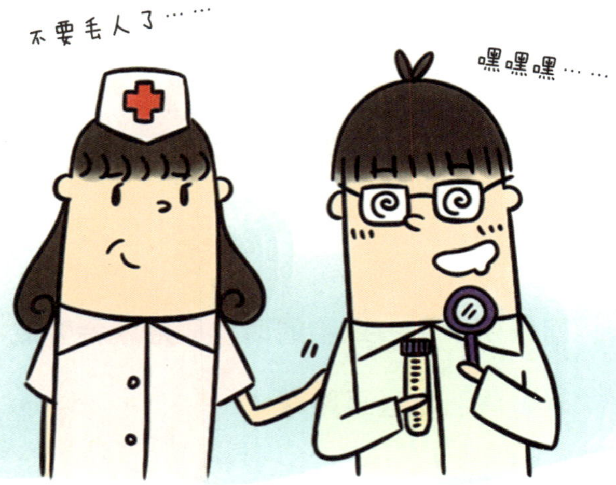
不要丢人了……
嘿嘿嘿……

讲到这，你是不是已经明白了，林医生并不是喜欢屎尿屁的"怪蜀黍"，而是希望通过它们来监测小朋友们的健康。

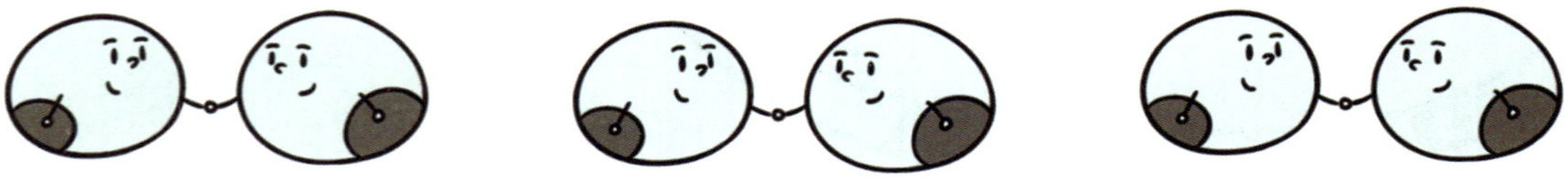

## 心跳的节拍

把手放在左侧胸口感受心跳，你的心脏每分钟能跳多少次呢？心脏每分钟跳动的次数和整齐程度是医生初步判断心脏情况的一个重要指标。

相对成年人来说，儿童的心脏跳动的频率较快。随着年龄的增长，心跳的频率逐渐降低，成年人的心率平均可维持在75次/分钟。

在测心脏跳动频率时，通常只计时15秒，再将数字乘4得到1分钟的心跳次数。

## 心脏的分区

人的心脏像是一片被分为四份的“稻田”，分别叫左心房、左心室、右心房、右心室。我们的心脏一年四季都在永不停歇地为全身输送氧气和营养物质。

## 发烧是由谁控制的？

在大脑中，有一个区域包含了“体温调节中枢”（具体是位于视前区-下丘脑前部）。这个区域有对温度特别敏感的神经细胞，可以通过严密的分析，来控制身体发烧到多少度、烧多久。

## 发烧对身体有好处吗？

人发烧的时候那么痛苦，身体为什么非要发烧呢？

其实，发烧对你的身体既有好处，也有坏处。好的一方面是，体温升高可以让一些致病微生物更快地被消灭。与此同时，坏的一方面是，高温也会让你体内的守卫军——白细胞等功能降低。

## 肾单位有多小？

肾单位其实是个很小的单位，每个肾都是由大约一百万个肾单位构成的！

## 再见了，尿不湿！

经过爸爸妈妈不断地教导和自身的不断成长，一般小朋友在3岁左右能脱离尿不湿，开始自己控制排尿。

## 显微镜下的景象

通过在显微镜下数红细胞和白细胞的个数，医生就能判断出小朋友是不是存在泌尿系统的损伤或者感染了。

## 冲马桶一定要盖好盖子！

你知道吗？纽约大学的菲利普·泰尔诺博士指出，如果冲马桶的时候不盖盖子，马桶内的瞬间气旋最多可以把里面的微生物冲到6米高，而且能在空气里悬浮几小时之久！而在家中，牙刷、毛巾等物品通常是放置在卫生间里的，这就让马桶中跑出来的小坏蛋有了可乘之机。这些物品受到污染后再与我们的皮肤接触，我们就有可能患上皮肤病。所以一定要养成良好的卫生习惯，先盖盖子、后冲厕所！

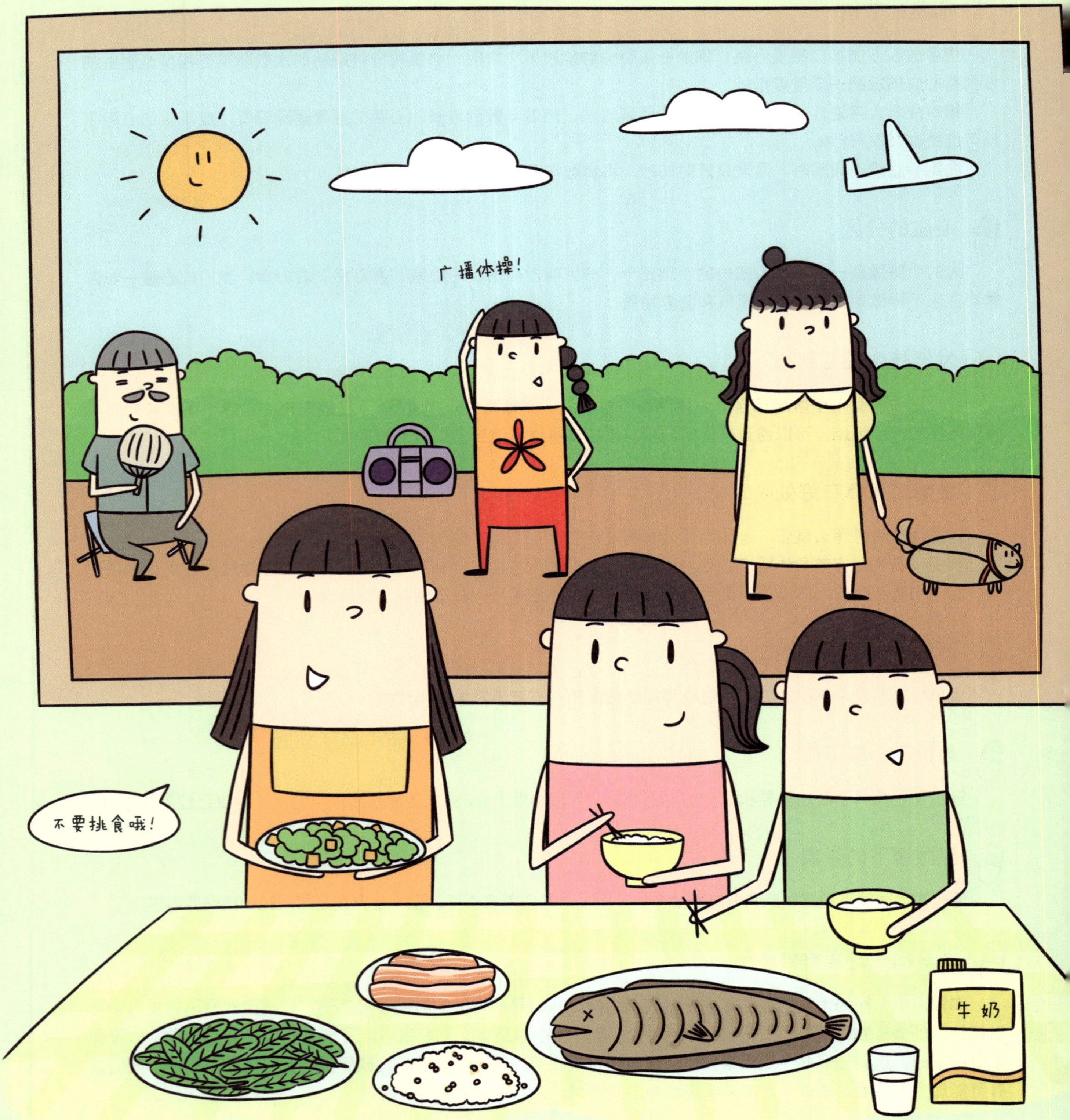


# 勇敢对抗常见感染性疾病

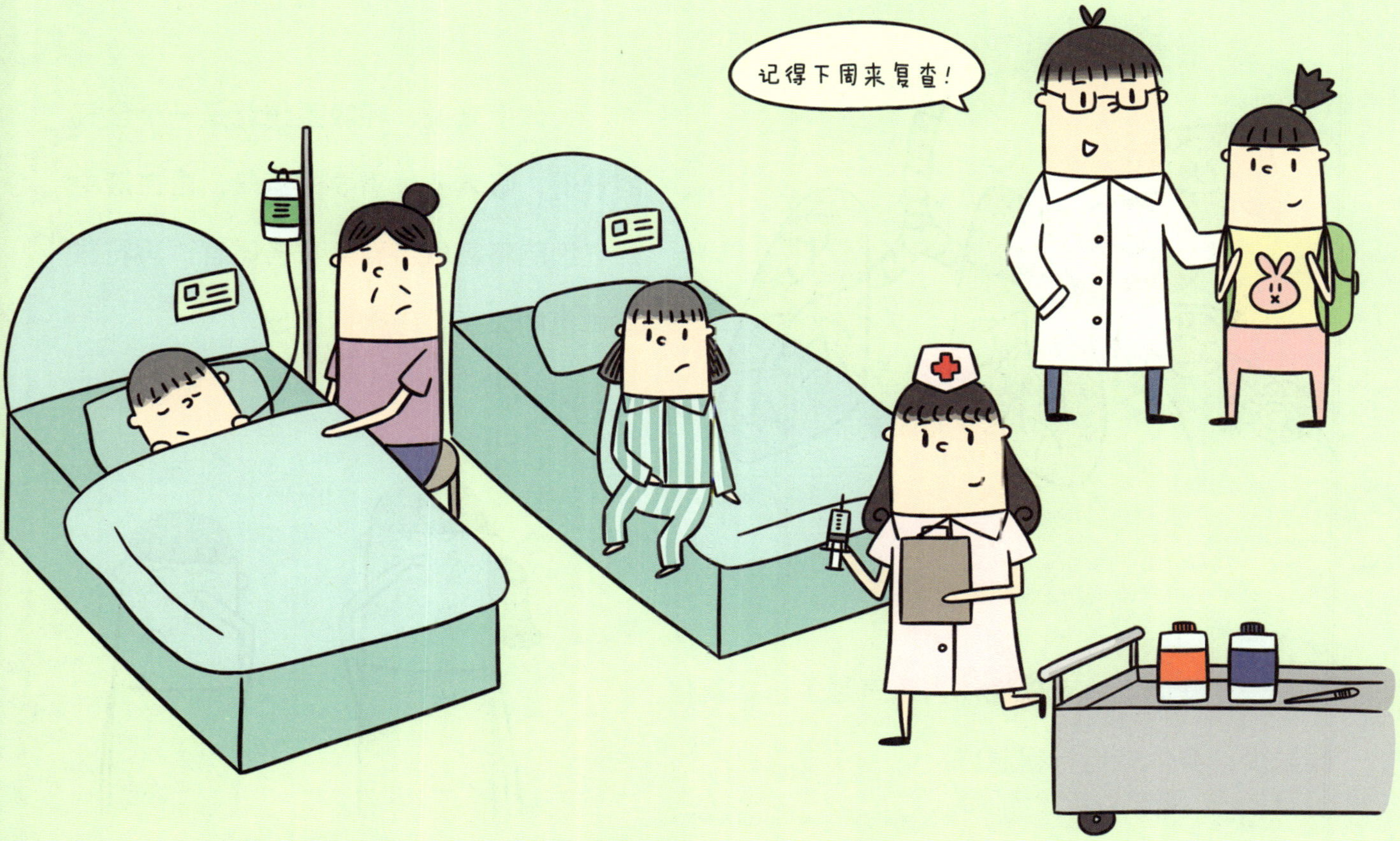


如果要选出维持生命最重要的东西，首先浮现在你脑海里的会是什么呢？相信你一定会想到食物或空气吧！进食、呼吸这两件事在生活中太过于平常，以致于我们一般不会过多地注意它们是如何发生的。实际上，它们可比想象中复杂得多。每天吃的食物不仅为我们的身体提供了水分，也会在消化过程中一步步被分解为营养物质，为身体中发生的大大小小的活动提供能量和发生的必要条件。

消化系统或呼吸系统功能的混乱，会让各种疾病有机会找上门。以北京某医院儿科为例，在2012–2018年这6年的时间里，接受住院治疗的小朋友中光是患有呼吸系统疾病的就占到了93.1%！因此，增加对呼吸系统和消化系统的了解，能帮助我们更好地应对这些常见的病症、迎接更健康快乐的生活！快跟着林医生来学习吧！

## 认识呼吸系统

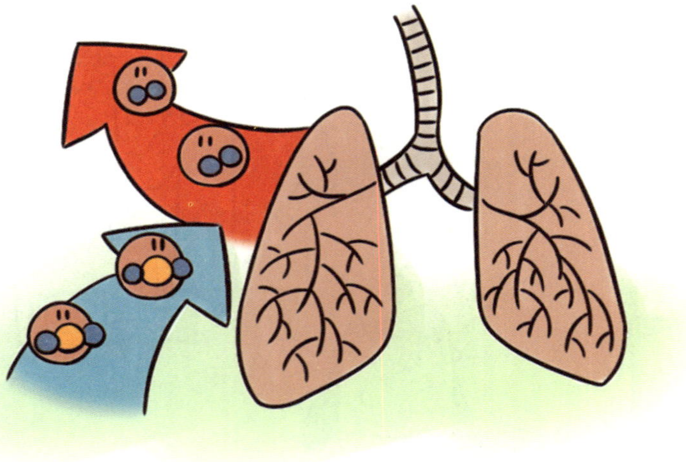

大体上来说，呼吸系统就是一个含气的管道，吸入身体需要的氧气，由血液中的红细胞将氧气带到全身各器官，再将器官排出的二氧化碳带回肺部。

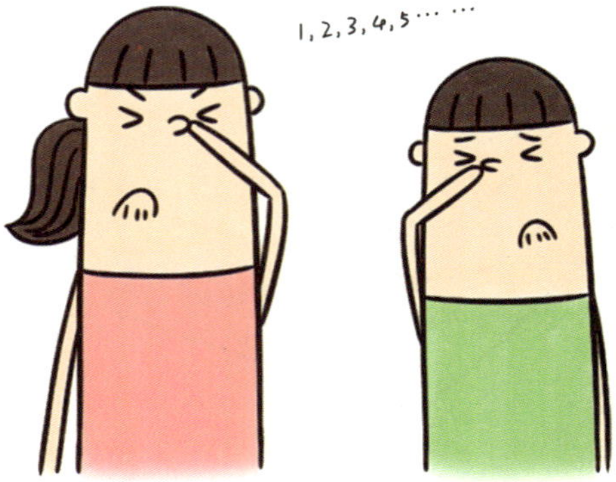


一定程度上，可以说体内氧气越多、二氧化碳越少，身体就运行得越好。

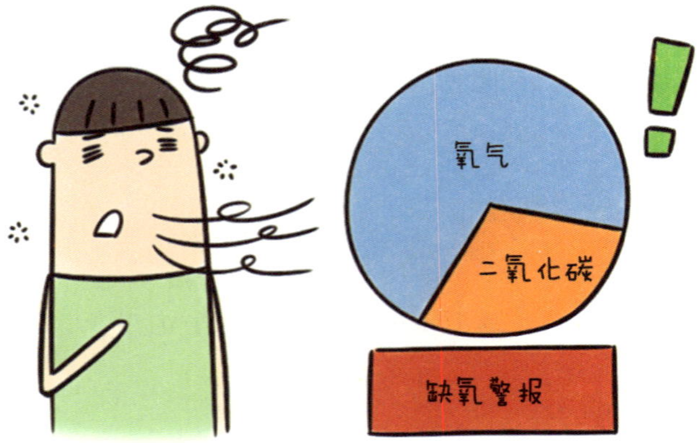


如果在闭紧嘴巴的同时捏住鼻子5秒钟，人就会产生一种闷闷的感觉，并且在松手的那一刻会不由自主的深吸一口气。这就是呼吸系统的含气管道不通畅引起的“暂时性缺氧”症状。

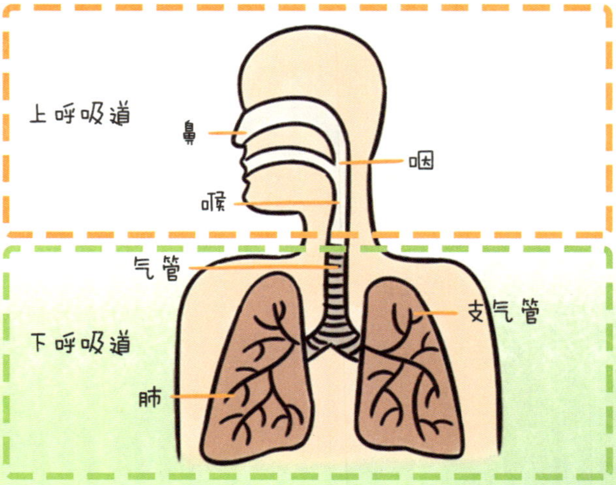


以鼻子为起点，以胸腔里像蝴蝶翅膀一样的结构——肺为终点，中间的这些器官都是呼吸系统的组成部分。喉咙以上为上呼吸道，喉咙以下是下呼吸道。

# 感冒二三事

如果肺部感染了致病的微生物，就可能导致“肺炎”，也就是呼吸系统疾病中出现频率最高的病。

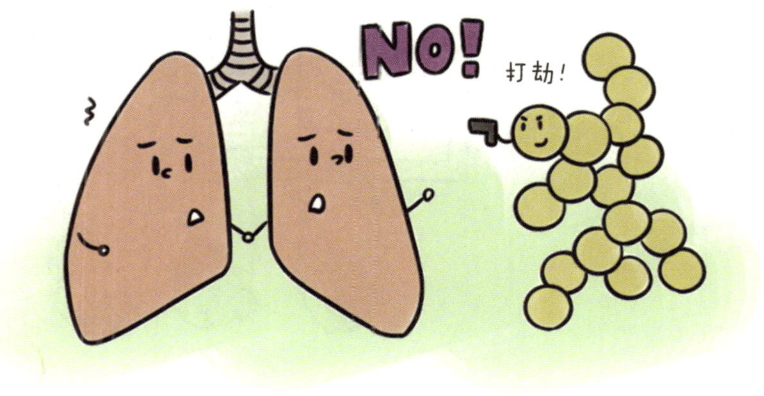


而上呼吸道最常出现的问题则是感冒，学名叫急性上呼吸道感染。当鼻咽喉部受到了致病微生物的攻击时，人就可能会感冒。

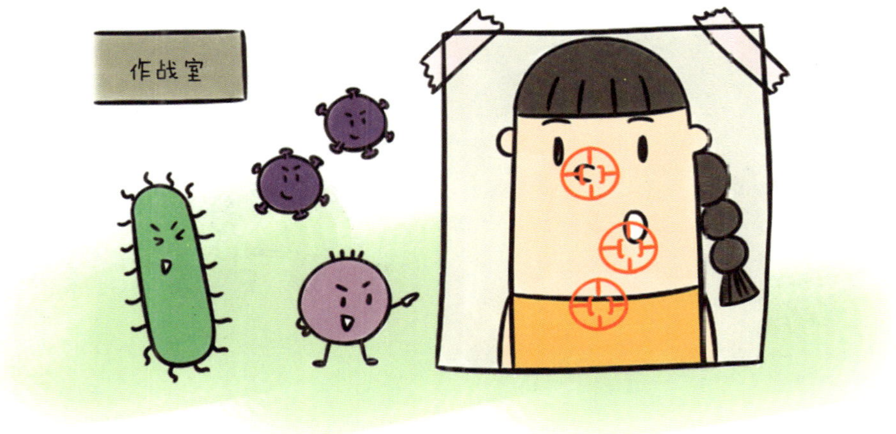


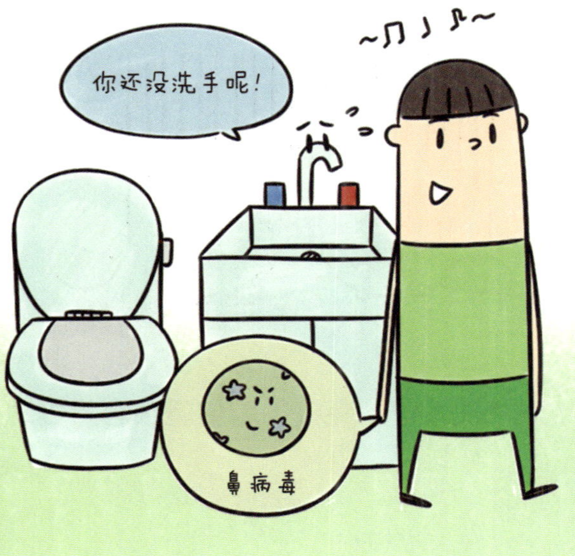


这些攻击鼻咽部的“小坏蛋”中有90%是病毒，其中以鼻病毒为“常客”，主要通过人们的手进行传播。“饭前便后要洗手”是有原因的！

在和病毒做斗争的过程中，身体中的一些免疫细胞会“记下”病毒的样子，并在彼此之间相互传阅。

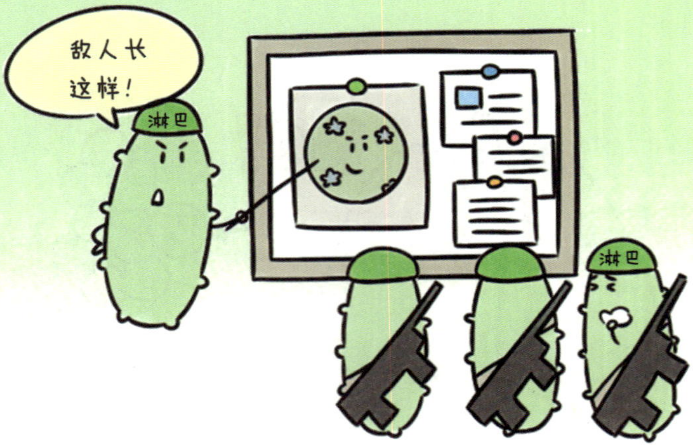


当相同的病毒再次入侵时，免疫细胞就能迅速做出反应。既然免疫细胞有这样一张“通缉令”，为什么人们还会反反复复感冒呢？

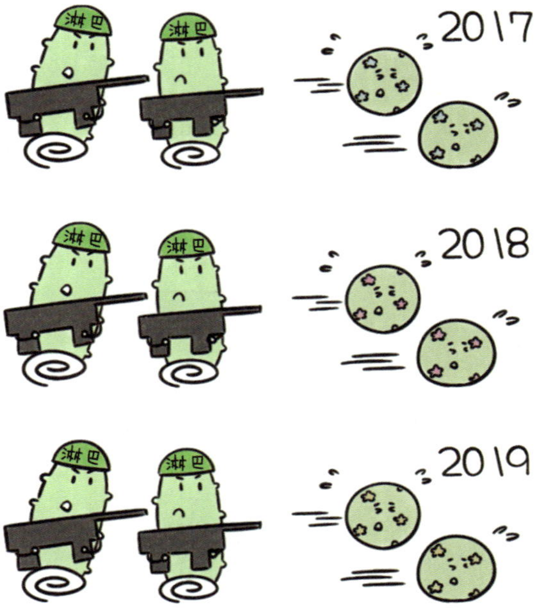


原来，鼻病毒是一个庞大的家族，家族中有很多成员，它们之间没有太亲密的关系。

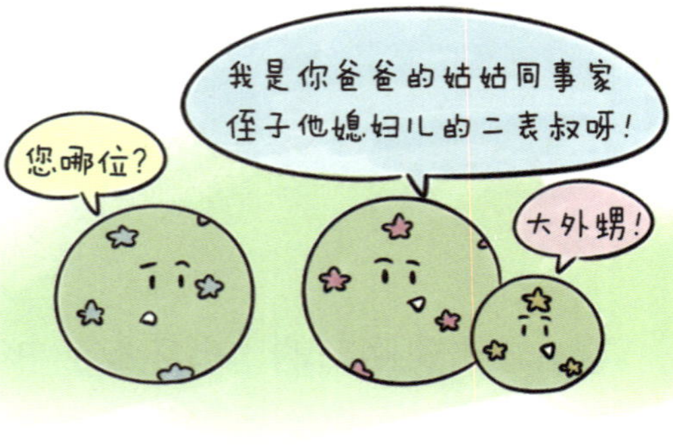


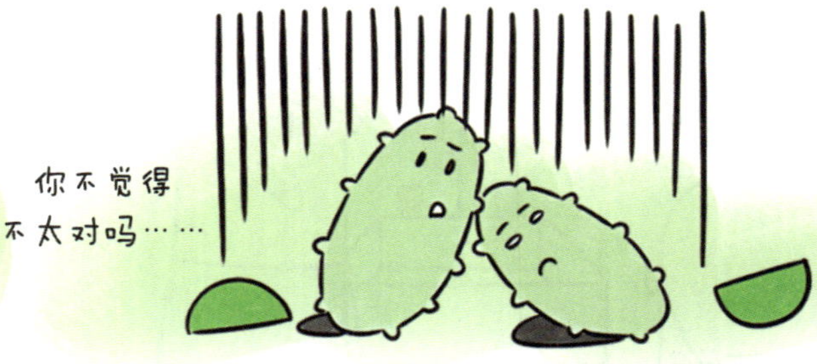


身体打败一伙鼻病毒之后，其他成员还会拉帮结派再次入侵，免疫细胞们就很容易出现暂时性“士气低迷”。

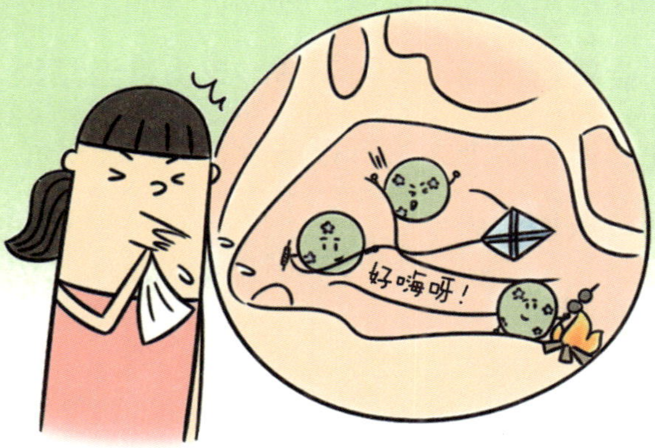


这时，这波鼻病毒就会在鼻子里兴风作浪起来，干扰到鼻黏膜，在这样的刺激下人们就会打喷嚏。

这一个大喷嚏吓得鼻子里的水枪护卫队（黏膜上皮）赶紧用“水枪”冲刷这些扒在鼻腔里的“坏蛋们”，这些冲洗液形成了鼻涕，不断地从鼻子里往外流。

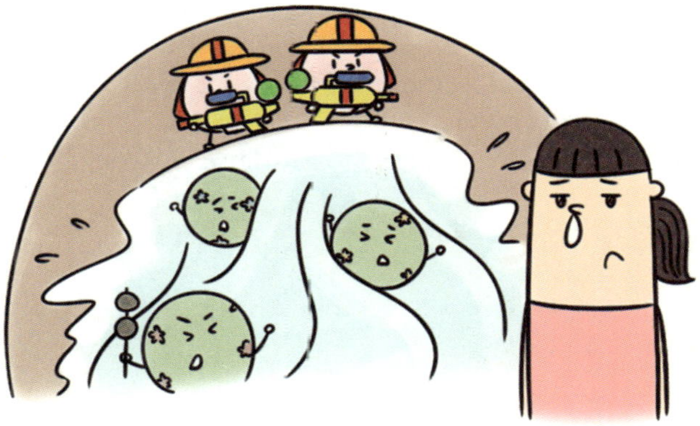

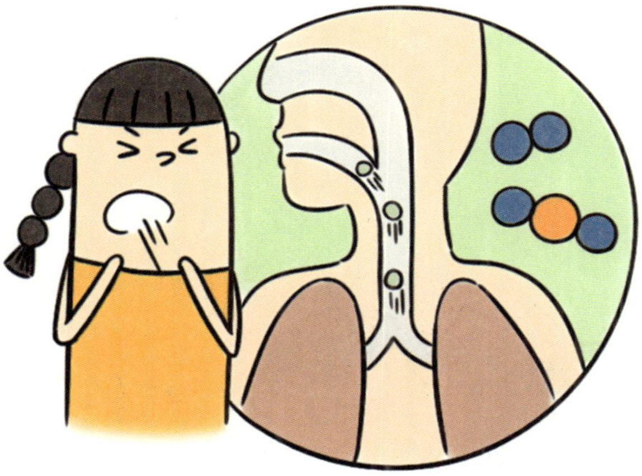

有时鼻病毒们还会得寸进尺，大步“走向”气管、支气管甚至肺部，这时人们就会开始咳嗽，用氧气和二氧化碳组成的气浪把它们都赶出去。

除了打喷嚏、流鼻涕和咳嗽外，身体还会采用一种“同归于尽”的方式来干掉病毒，那就是发烧。

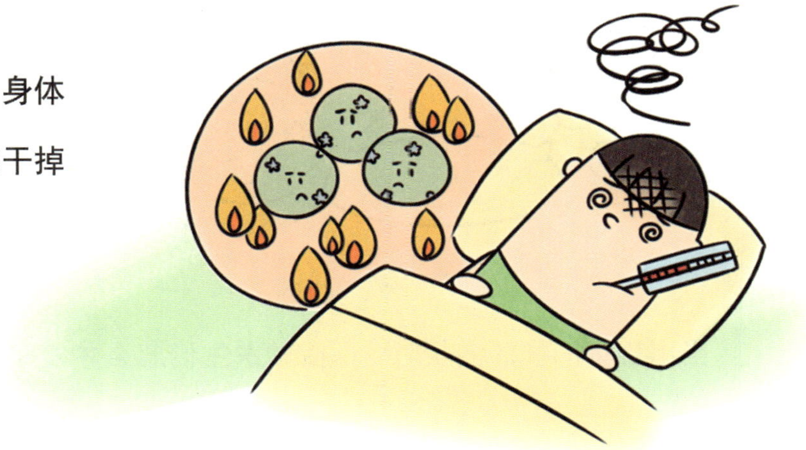

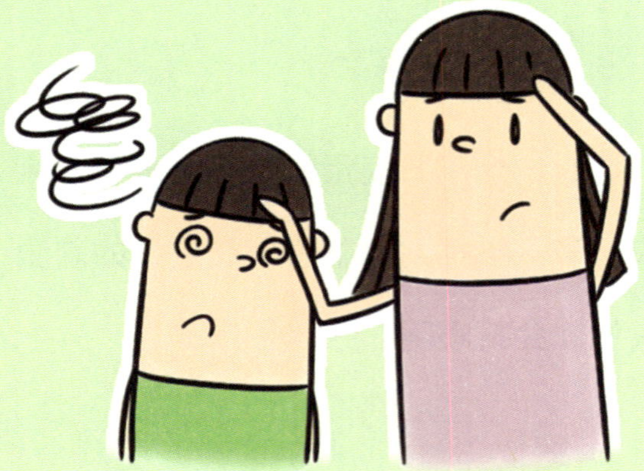

发烧是人类身体的一种保护机制，虽然人们会感到头痛、全身不适、乏力甚至烦躁不安，但是这个方法可以清除很大一部分怕热的“小坏蛋们”。

但如果发烧的温度太高，也会对身体以及体内的正常菌群造成伤害，这时就要采取一些措施。

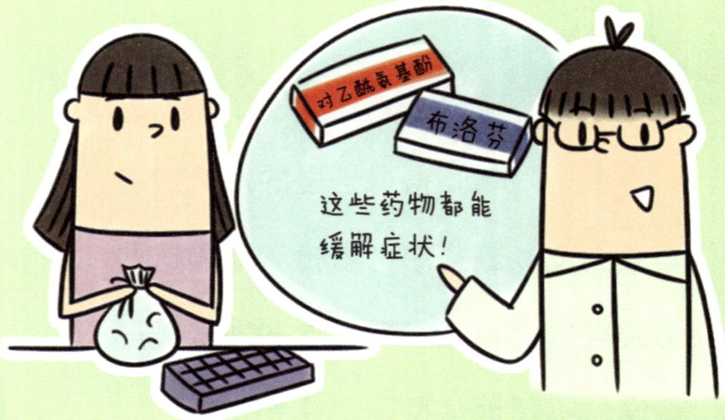
对乙酰氨基酚
布洛芬
这些药物都能缓解症状！

除了病毒外，另外一部分会引发感冒的“小坏蛋”就是细菌了。它们引起的症状和病毒有相似之处。

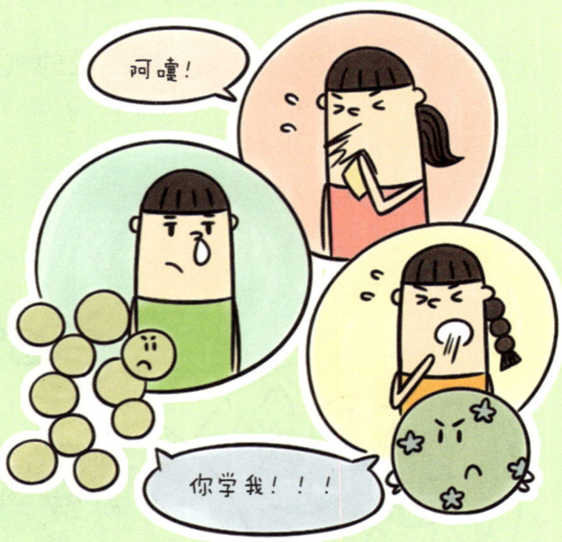
阿嚏！
你学我！！！

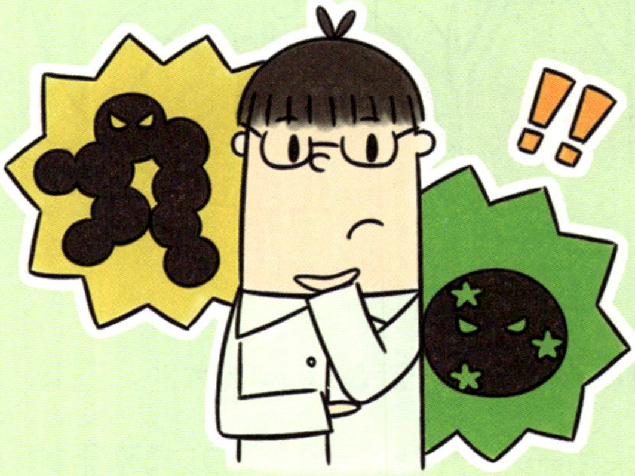

当出现了同样的症状时，医院的医生们怎么才能知道是哪个“门派”的”小坏蛋”引起的呢？

这时，血常规检查就派上用场了。病毒来侵，淋巴细胞数量增多，迅速出击；细菌叨扰，则中性粒细胞大量繁殖，强势回击。

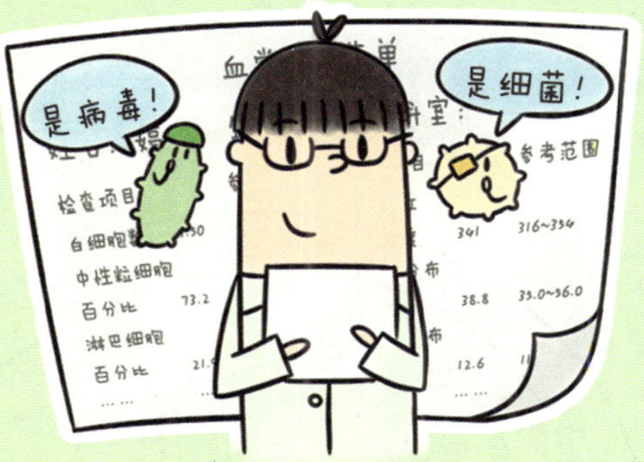
是病毒！
是细菌！

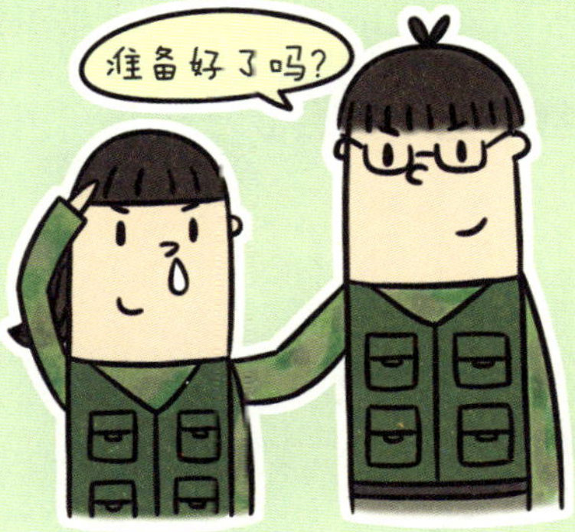
准备好了吗?

通过身体的步步回应和化验检查的进一步明确，知道“入侵者”的来源后，人们就需要主动反击，才能战胜感冒。

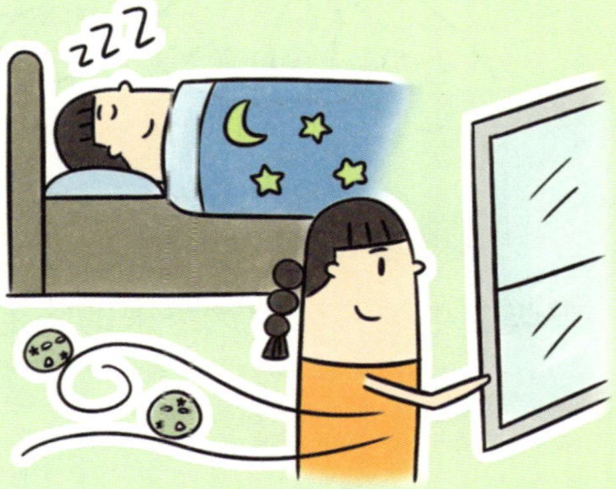
zzz

首先，注意休息！养精蓄锐，才能有更多的精力去对抗“坏蛋们”。

其次，开窗通风！让打喷嚏、咳嗽排出的异物被吹得越远越好。

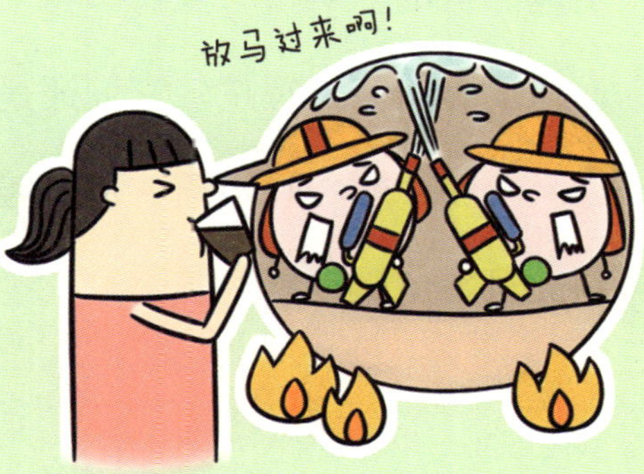
放马过来啊!

另外，对症治疗！如果鼻涕堵住了鼻子，导致呼吸不顺畅，可以使用一些能够减轻鼻黏膜充血症状的药物，来缓解鼻腔中“水枪护卫队”的紧张状态，便于废物的排出。

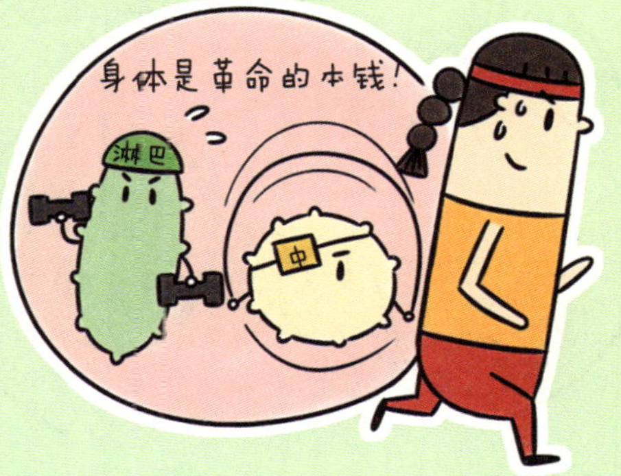
身体是革命的本钱!
淋巴
中

最后也是最关键的，要在感冒来之前好好锻炼身体，增强免疫力，让病毒或细菌的“先头部队”在刚入侵体内时就被快速清除，避免激烈的战斗！

## 来势汹汹的肺炎

肺是呼吸系统的终点站。呼吸道就像是一条条“公路”，从支气管开始不断分岔，最后每一条分岔的道路都会止于一座“小村庄”——肺泡。

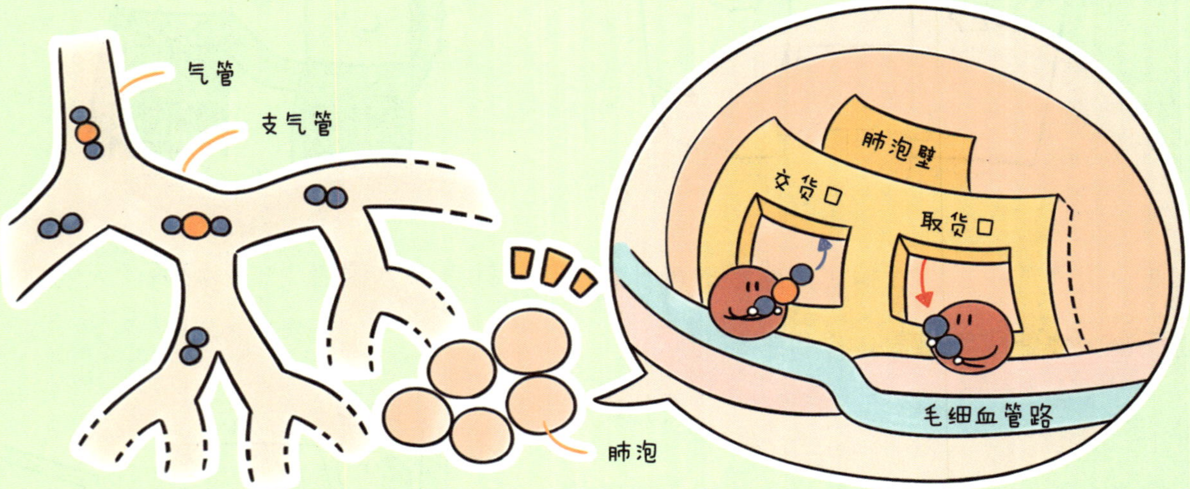

气管
支气管
肺泡
肺泡壁
交货口
取货口
毛细血管路


呼吸道中的气体到达终末的肺泡之后，通过肺泡壁与毛细血管中的气体进行交换。

引起感冒的“坏蛋”里有一帮“精英”，即使身体奋力抵抗，它们还是逃过了一劫又一劫，顺着呼吸道、从鼻腔到气管再到支气管，最终抵达肺部。

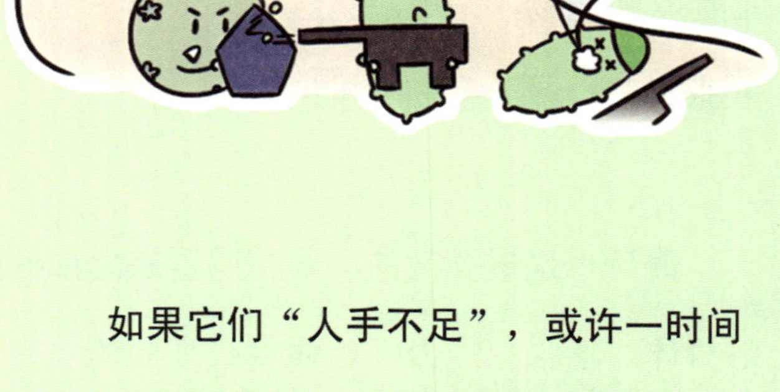

肺泡万岁！
快走，
我来掩护！
淋巴


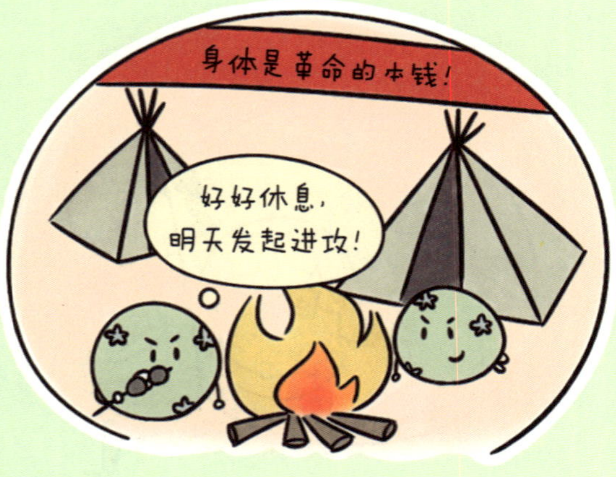

身体是革命的本钱！
好好休息，
明天发起进攻！


如果它们“人手不足”，或许一时间不足以兴风作浪，但若是来势汹汹，在适应肺内的环境后，它们会再次向身体发起挑战。

随着“坏蛋们”的入侵，一座又一座村庄被占领，肺泡壁的换气功能瘫痪。

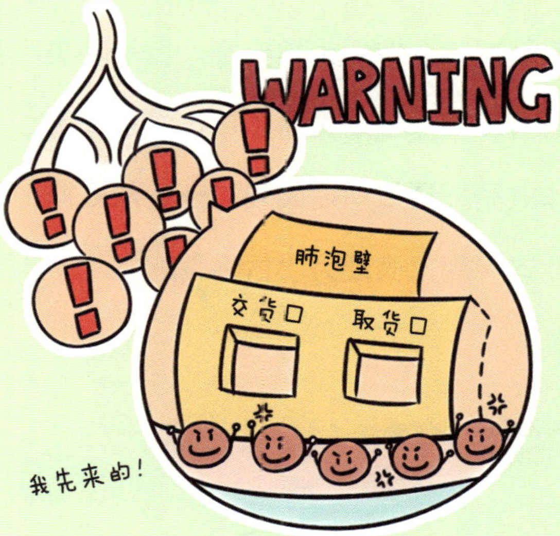


村庄中的“细胞居民”和公路沿线的“细胞住户”都奋起抵抗，却还是被打得鼻青脸肿，以致于呼吸道变得狭小。

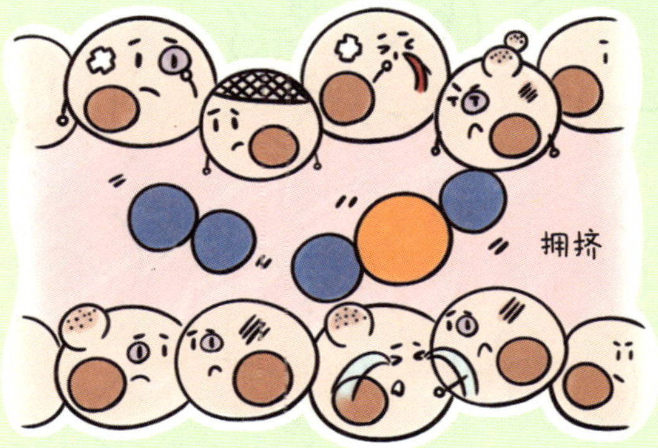


甚至一些细胞终日“以泪洗面”，堵塞了通往村庄的公路，严重干扰了通气和换气功能。这些现象都是肺为了抵抗伤害，而产生 “炎症”的结果。

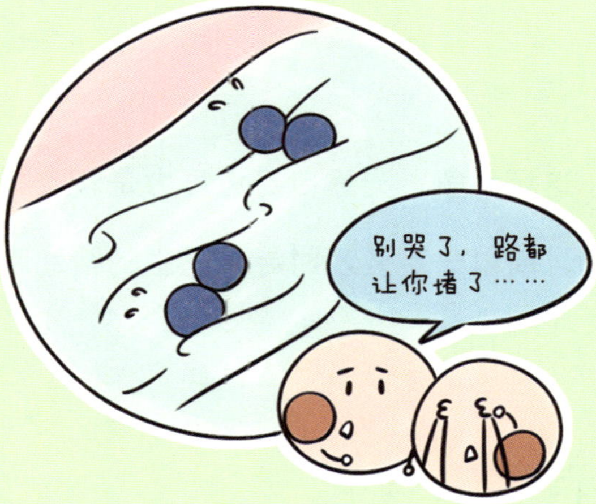


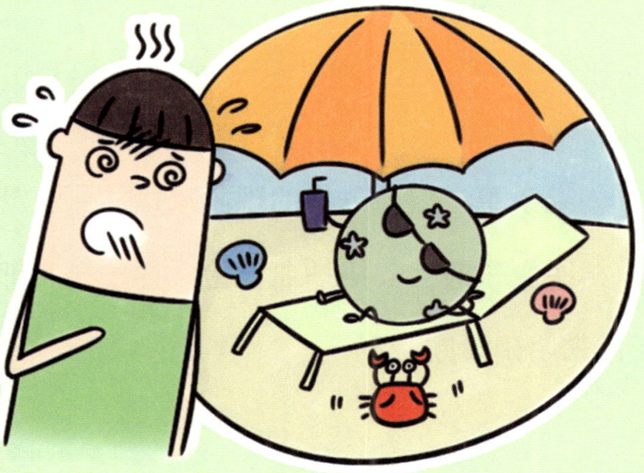

这波攻击来势汹汹，身体再次采用发热、咳嗽方式进行防御，但不仅没有干掉“坏蛋们”，反而会让人精神不振、食欲减退、烦躁不安。

虽然感冒会使人精神萎靡，但是呼吸肌和免疫细胞可还没认输呢！呼吸肌作为任劳任怨的“老员工”，主动提高了自己的工作量和工作效率，通气功能大幅提升；从表面上看，这种现象表现为“气促”。

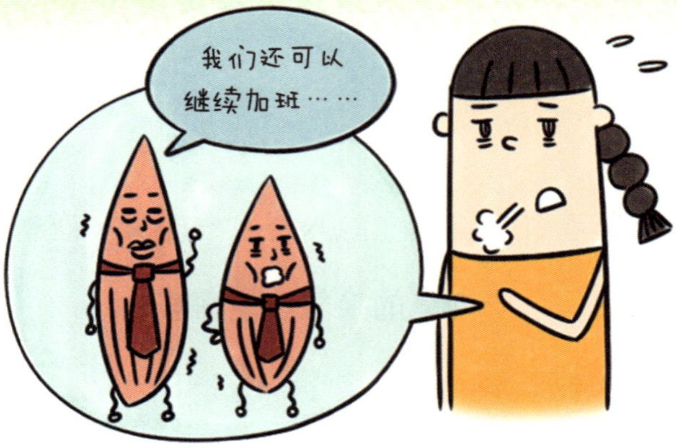


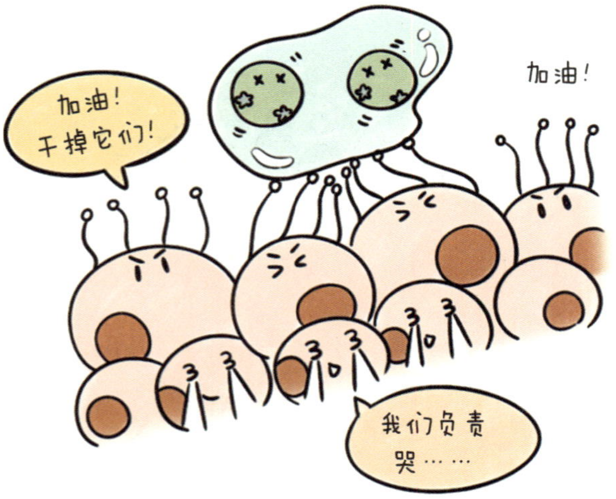


除此之外，肺泡中细胞居民们的“眼泪”也不是白流的，泪水淹没了“小坏蛋们”，形成了痰，由呼吸道中的细胞齐心协力推到嗓子眼儿，再随着咳嗽被吐出。

这场斗争，光靠自身免疫力是较难抵抗过去的，所以一定要及时寻求医生的帮助哦！

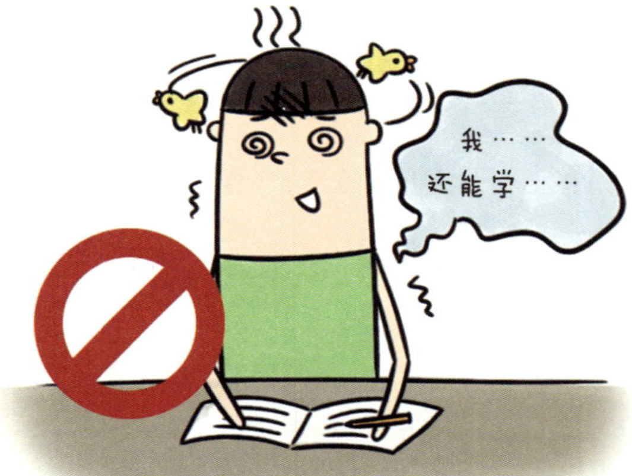


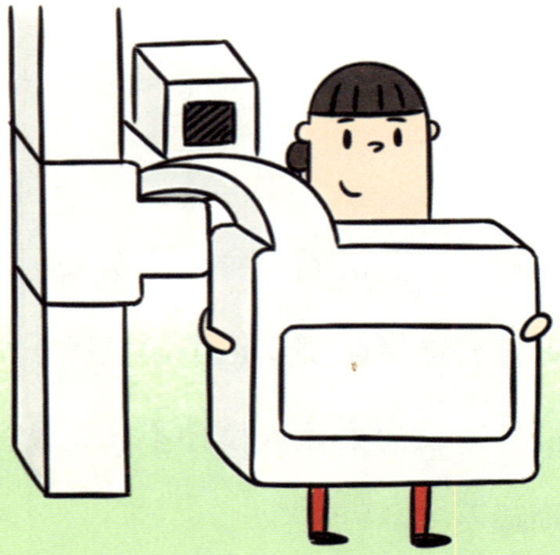

如果小患者因为这样的现象来找林医生就诊，林医生一般会安排抽血化验，并拍摄胸部X光片来明确诊断。

拍摄胸部X片时，医生会让你抱住一个“探测器”，它能通过X射线照穿透胸部，看到人体内的器官和组织（肺、心脏、纵隔、肋骨等），医生就能根据电脑上显示的影像来判断你的健康状况了。

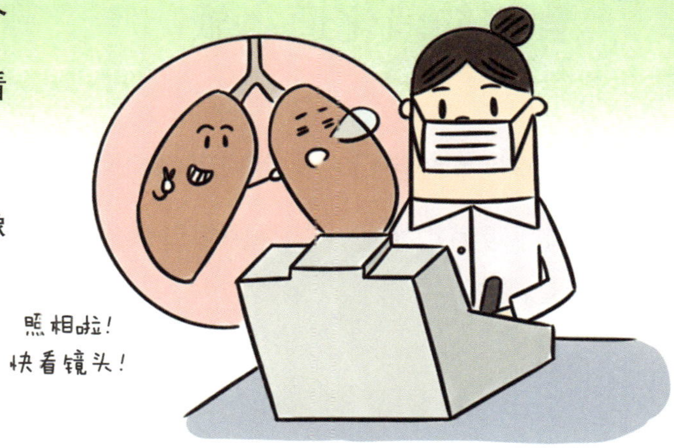


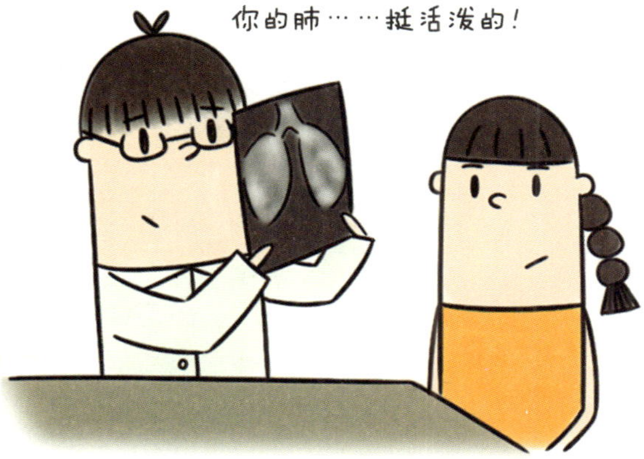


通过这张照片，林医生可以直观地看到“坏蛋”到了肺的哪一个位置，以及肺在进行怎样的抵抗，然后就可以“量身定制”治疗方案了。

相对感冒而言，肺炎要严重得多，治疗和恢复时间需要更久一些，因此大多数儿童需要住院治疗。

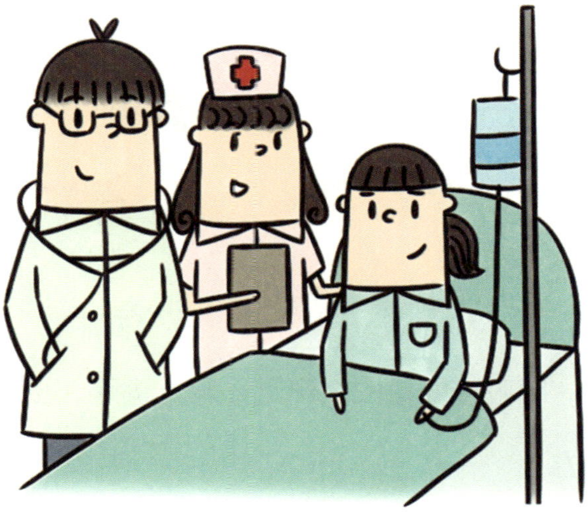

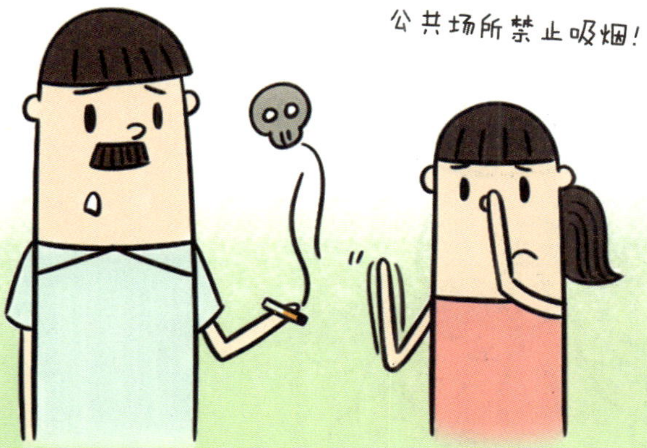


肺炎是可以预防的！通过积极锻炼、拒绝被动吸烟、饭前便后洗手、人多少凑热闹等措施，可以大大降低肺炎的患病率。

## 食物的消化道之旅

人的消化系统包括消化道和消化腺两部分。消化道和呼吸道很相似，都是由管壁围绕起来的一个管腔。

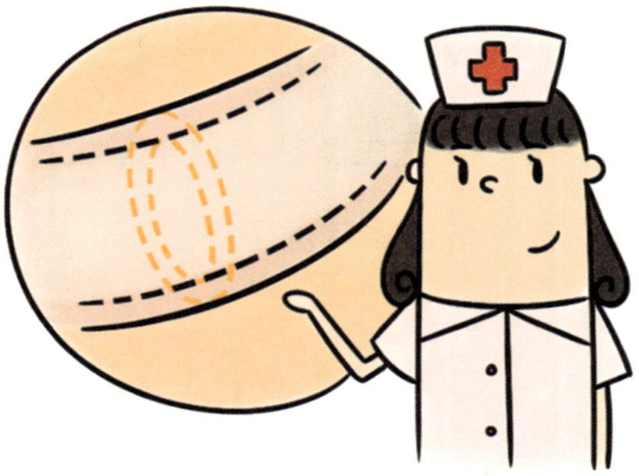

不过呼吸道装载的是氧气、养分和二氧化碳等代谢废物，而消化道则含有吃进去的食物，以及食物被逐渐分解产生的排泄物。

呼吸道像是一个环路，哪儿进哪儿出；消化道则是一条不回头的康庄大道，永远驶向远方。

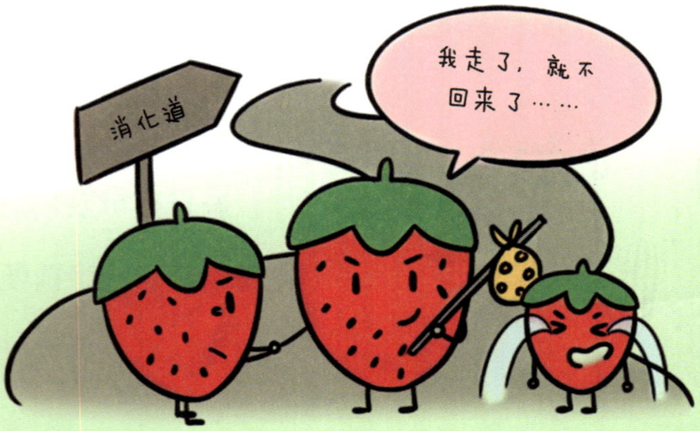

消化道是指从口腔到肛门的管道，各部分功能不同、形态多样，可以分为上消化道和下消化道。

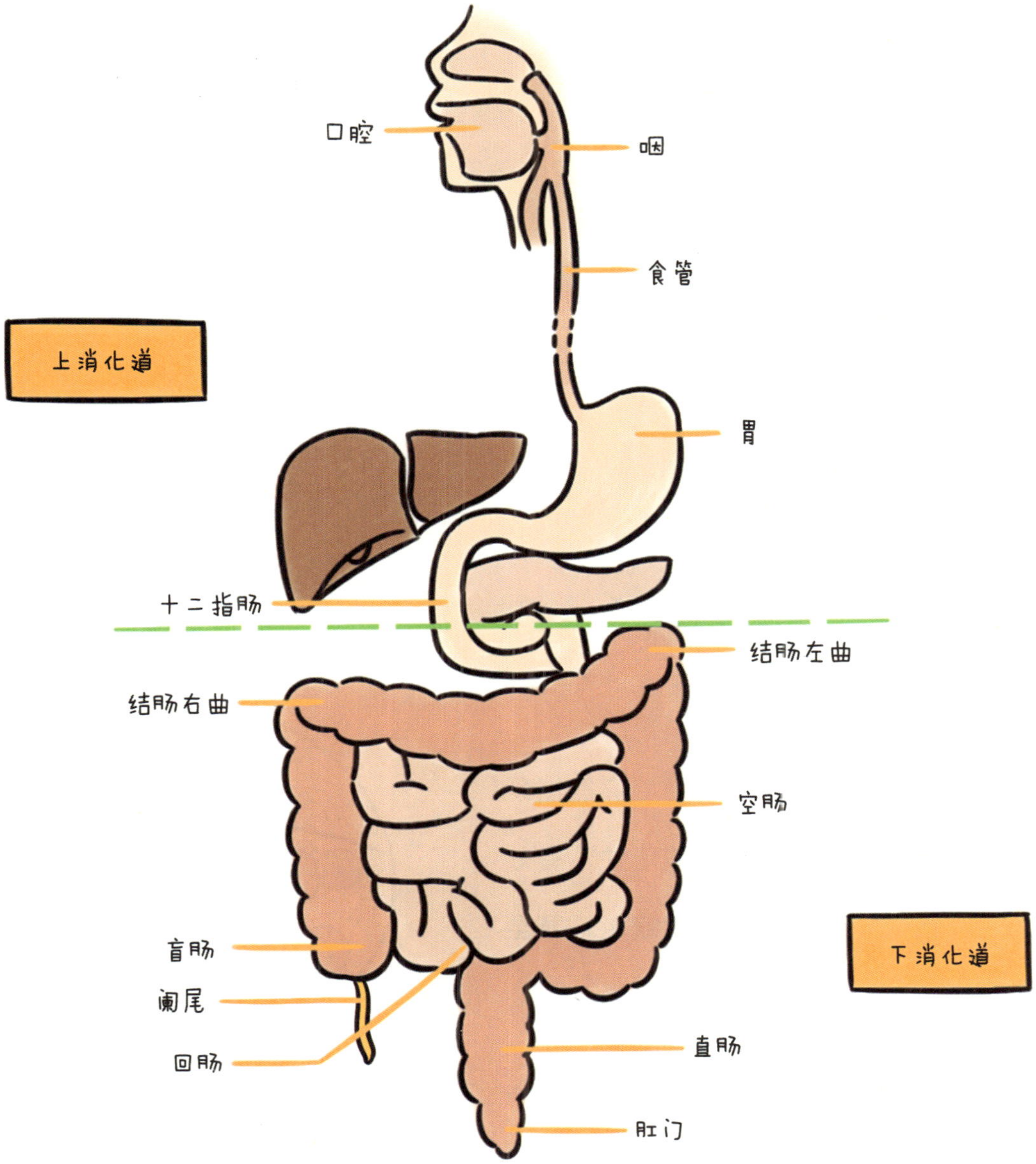


现在，请跟随林医生化身为一块食物，从口腔开始，开启一段“消化道之旅”吧！

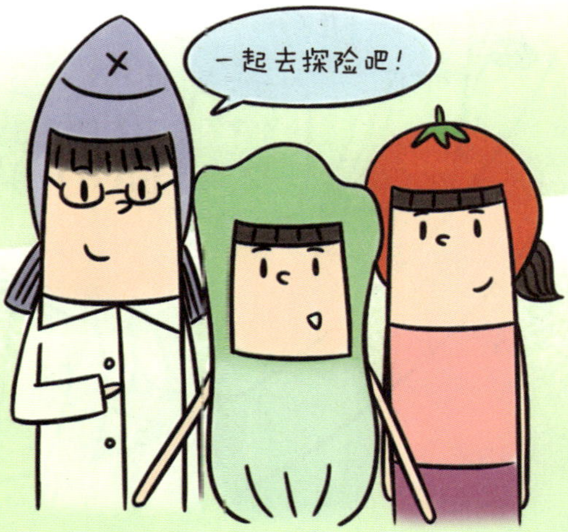

通过口腔之后，大家就到达了“咽”。咽是消化道和呼吸道的共同通道，这就是为什么用嘴和用鼻子呼吸都可以保证能吸入氧气。

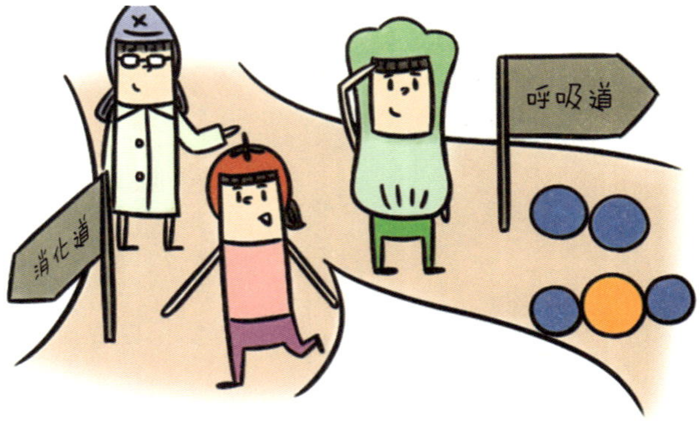


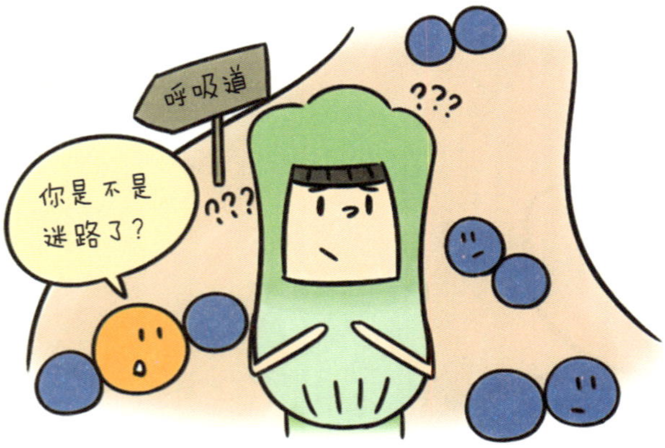


不过这个结构有时候也给人们带来很大的麻烦，如果你一边吃饭一边说话（这是不对的！），就有可能会让食物在咽处“迷路”，走到呼吸道里。

本来只有气体通过的呼吸道中，突然出现了一大团食物，气体的去路就会被堵住，有效的气体交换就受到严重影响，出现缺氧、甚至让人喘不过来气儿。

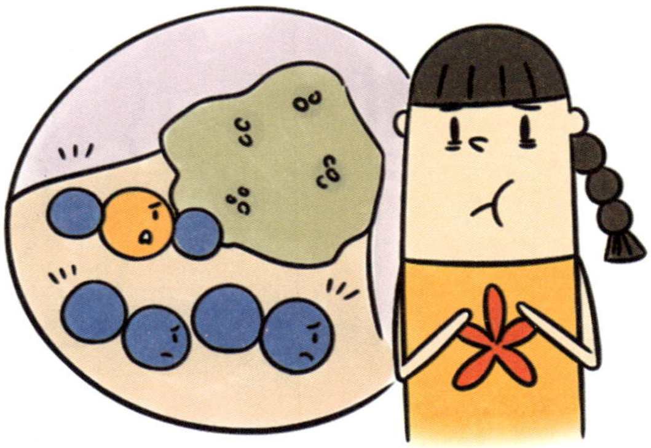

大家小心谨慎地通过了咽，来到了下一站——食管。

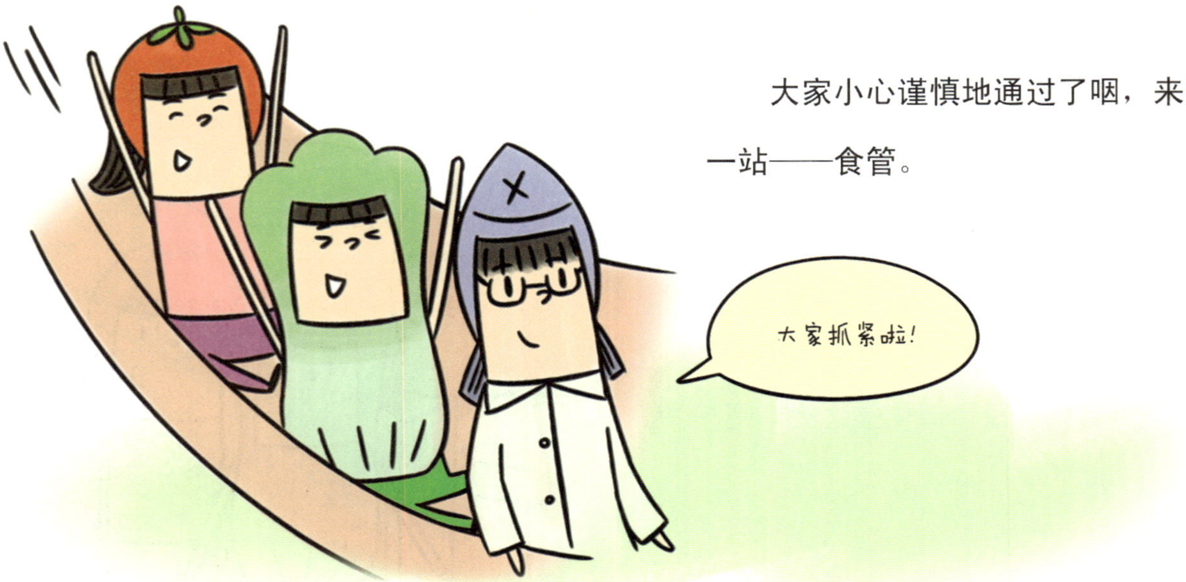

经过食管的路上，有三个好窄的地方差点把大家卡住（距离门牙15/25/45厘米的地方），好险啊！

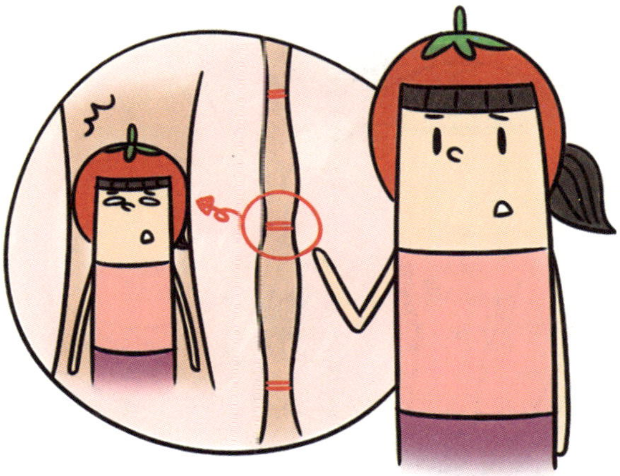

## 小贴士

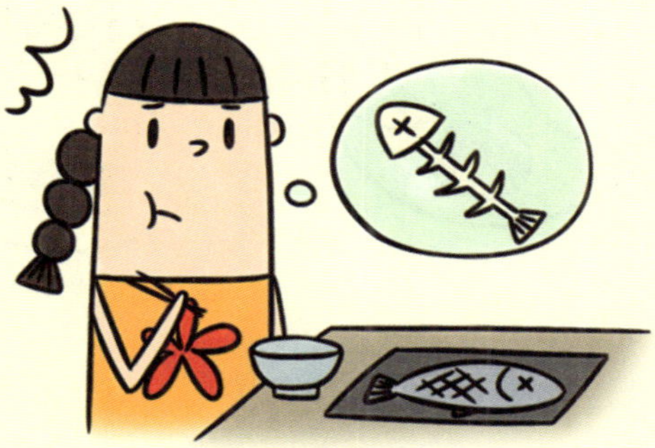

如果是特别硬的食物（比如鱼刺或者骨头）卡在了食管里，那可要千万注意！

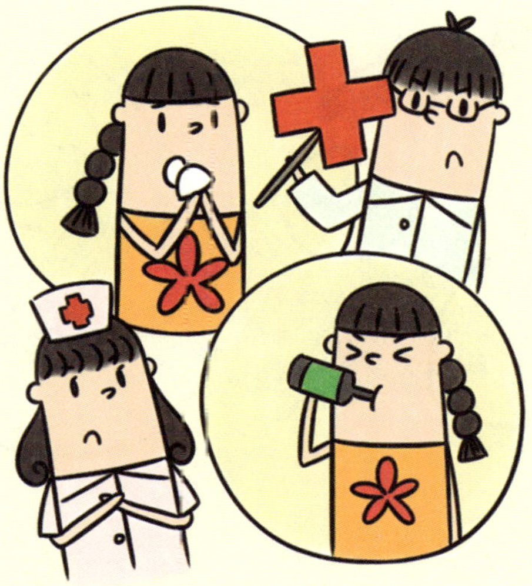

这时候不要听信偏方吃米饭、吃馒头、喝一大勺醋，不仅效果不好，还可能加重食物卡的程度，损伤、穿透食管，甚至扎入食管下方的主动脉，造成动脉出血！

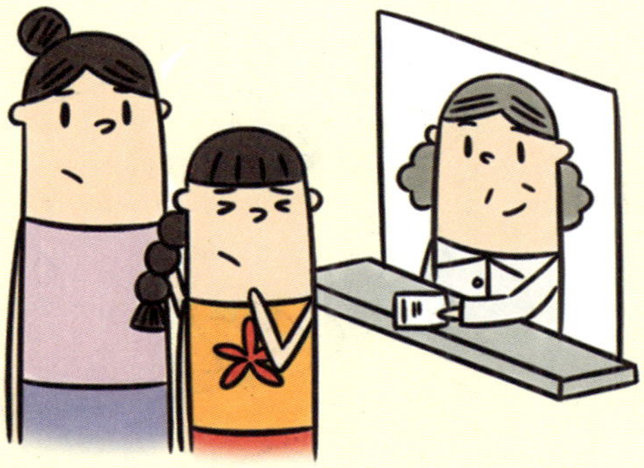

如果觉得嗓子或者胸口疼痛，要赶快到附近的医院挂急诊，让医生帮忙把鱼刺和骨头取出来。

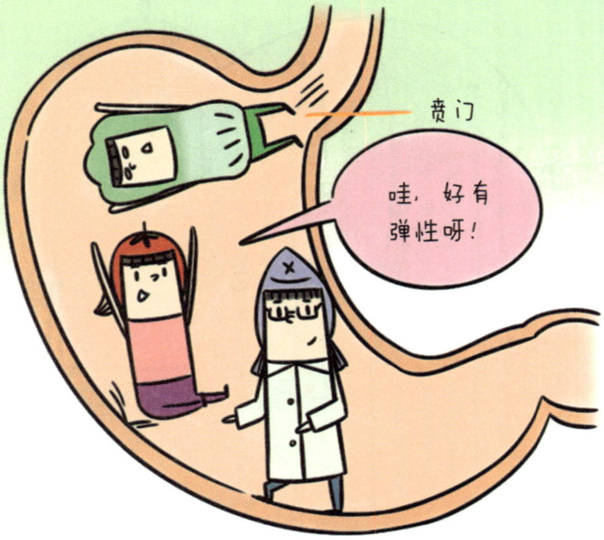


在胃和食管之间有一个叫做“贲门”的结构，经过它以后，大家就来到了胃。

其实胃就像个气球一样，吃进来的食物越多，胃就会胀得越大。当然，它的承受能力也像气球一样，是有限度的。

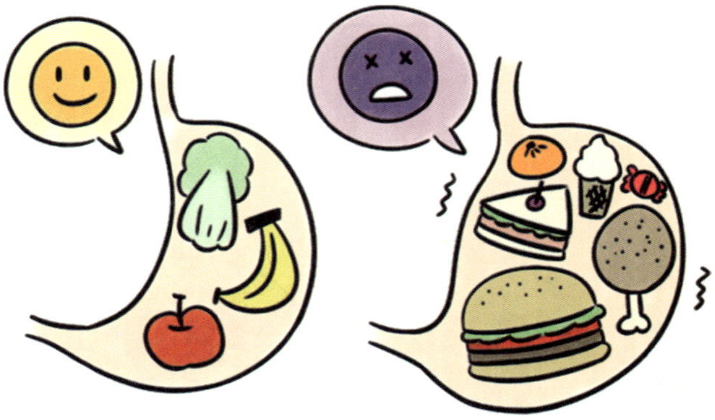

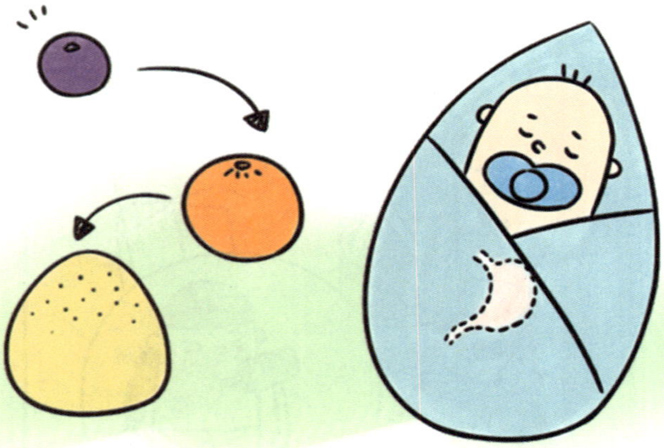

对于刚出生的小宝宝来说，胃的大小还比不上一颗葡萄的大小，但是随着年龄渐渐增长，胃就会逐渐长到一个橙子的大小、一个柚子的大小。

胃除了暂时容纳食物之外，还能够分泌一些帮助食物消化的物质，使得食物在这里被初步降解成更细小的部分。同时，胃还会根据自己的节奏扭动，产生一定的力来搅拌和研磨食物。

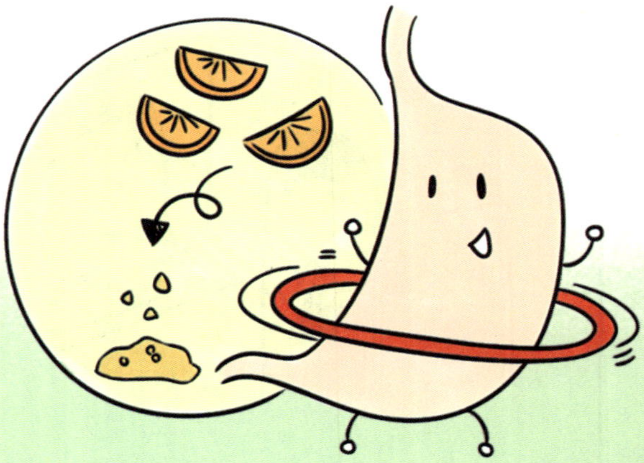

胃的末端连接着一个叫“幽门”的结构。幽门在通常情况下是关闭的，这个单向开放的门可以有效地防止下一站中的食物和消化液蹿回上一站，从而避免损伤。

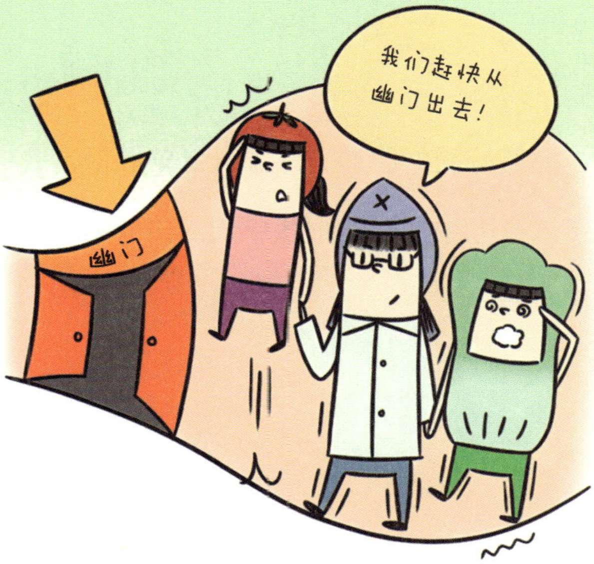


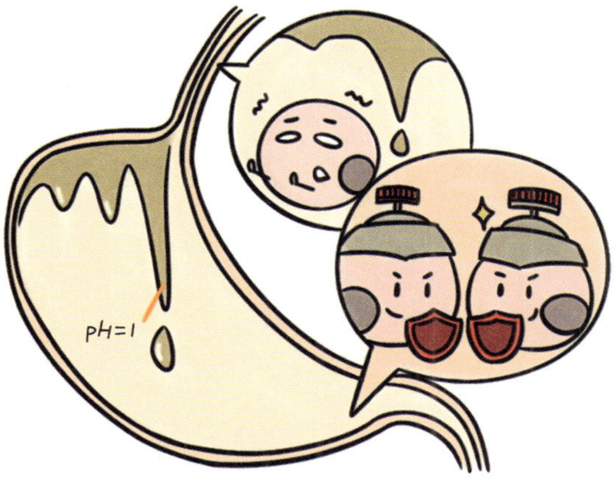


比如，胃中的消化液是强酸性的，虽然胃里的细胞们身上都“穿着”能抗酸的“盔甲”，但食管中的细胞可不像这样身经百战。

如果胃酸进入食管，在这种强酸作用下，食管中的细胞是会受伤的。

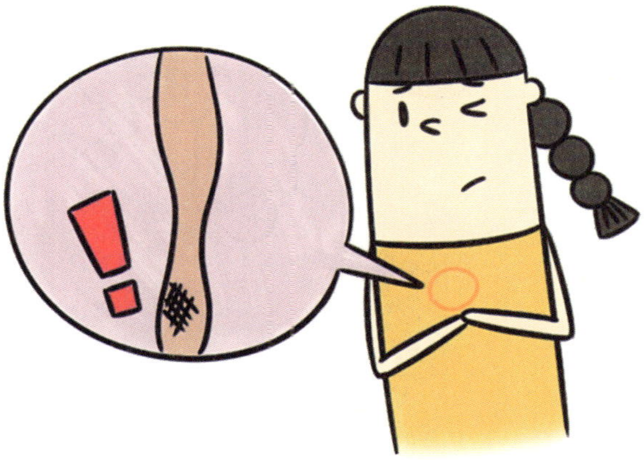

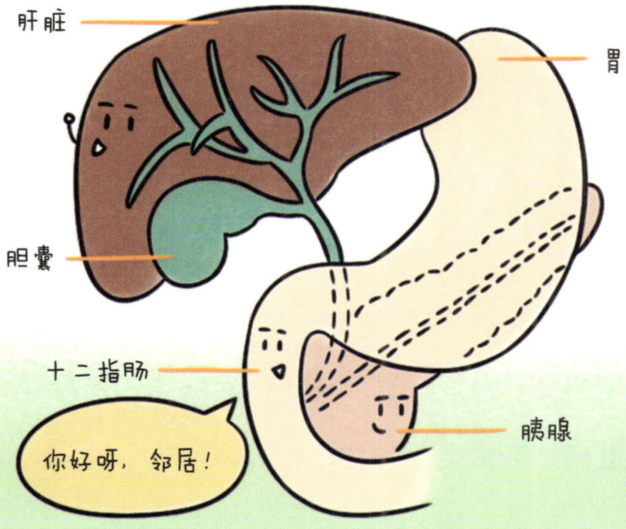


接下来要进军小肠啦！

小肠中的第一站是十二指肠，它通过一些管道沟通着肝脏和胰腺这两个重要的消化腺。十二指肠的左侧有一个小洞，原来这就是它和肝脏、胰腺之间的通道。

肝脏分泌的胆汁和胰腺分泌的胰液，会在十二指肠中把食物小块中的蛋白质和脂肪继续分解。

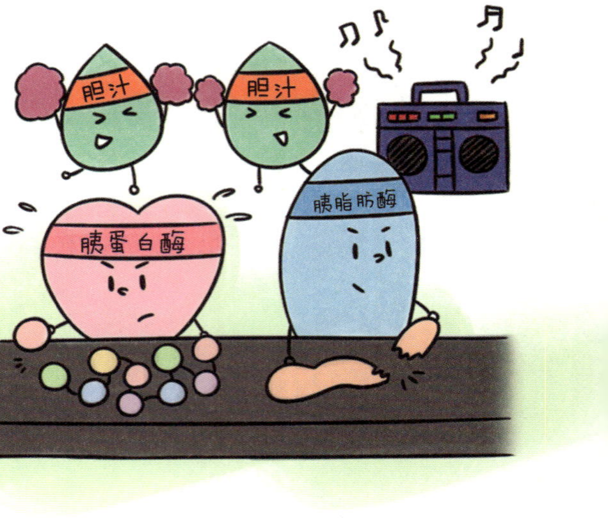


被进一步分解完的食物残渣陆续经过空肠和回肠，食物中的营养物质会被吸收进入血液当中，送到身体的各个部位发挥作用。

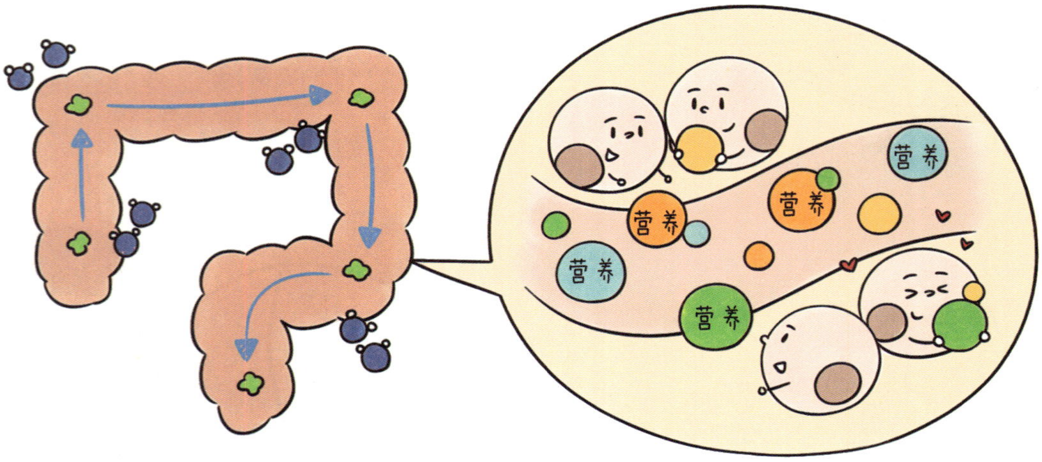


在大肠中，食物残渣中的水分被吸收，以补充我们日常对水的需要。

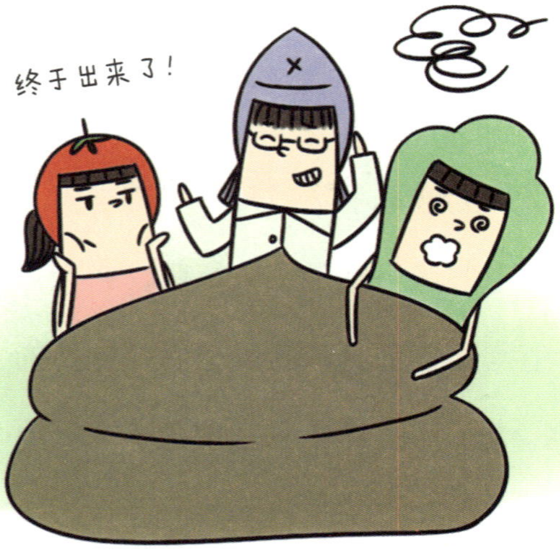


正常情况下，食物并不会进入阑尾，而是沿着盲肠、结肠、直肠这一固定线路，最后到达肛门，变成便便被排出体外。

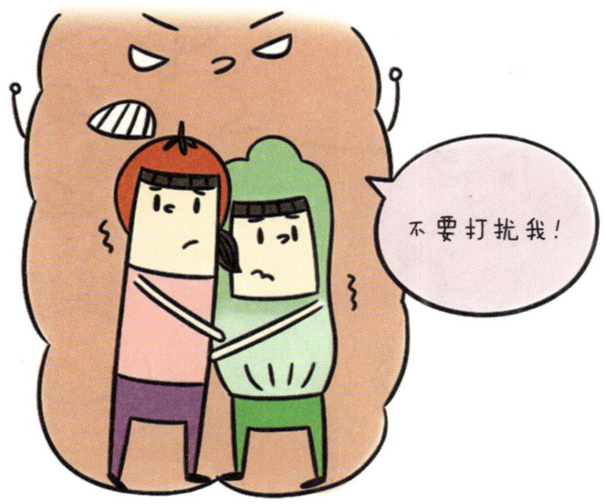


如果食物残渣不幸卡进了大肠的起始部位——阑尾，就会搅乱阑尾中原本安宁的环境；阑尾发起反抗，会产生炎症，引起强烈的疼痛，这就是你经常听说的“阑尾炎”。

需要注意的是，在保证营养均衡的前提下，最好不要吃得过多！否则食物堆积在胃里难以消化，就可能会出现肚子胀痛、消化不良等情况。

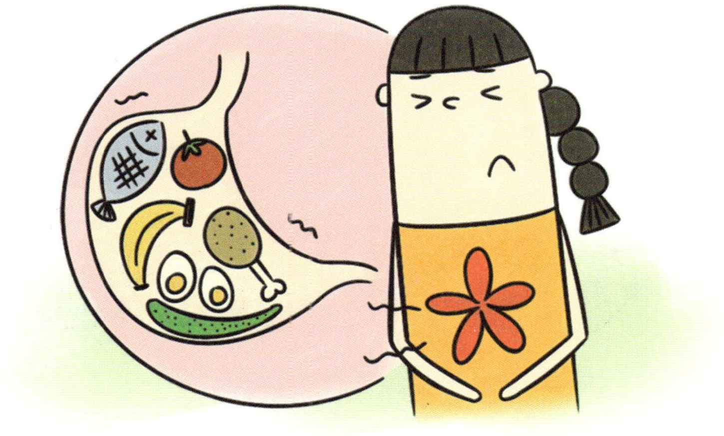

## 肠胃生病了——腹泻

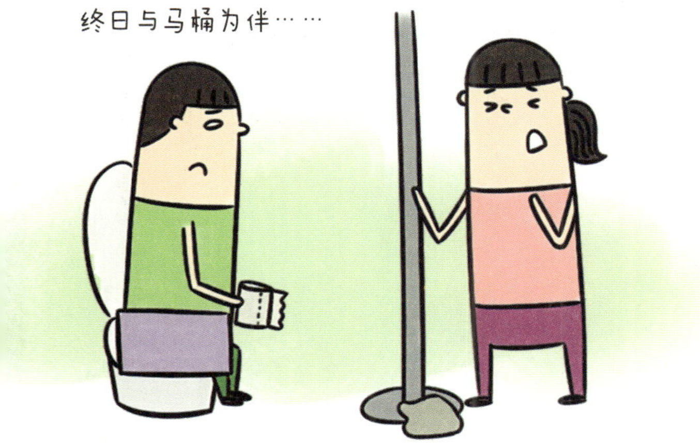


腹泻就是人们常说的“拉肚子”。患腹泻的人不仅肚子疼、感到没有力气，甚至还会发烧。

人究竟为什么会拉肚子呢？

在肠道中，有一类细胞可以向外分泌液体，防止便便过于干燥；有一群细胞可以吸收肠道中的水分，防止便便过稀。

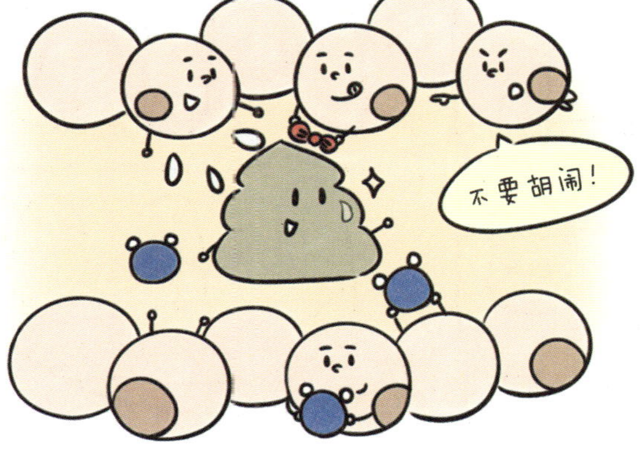

通过细胞们的分工合作，食物中的营养物质得以被充分吸收，食物残渣所形成的便便也可以顺畅地排出体外。

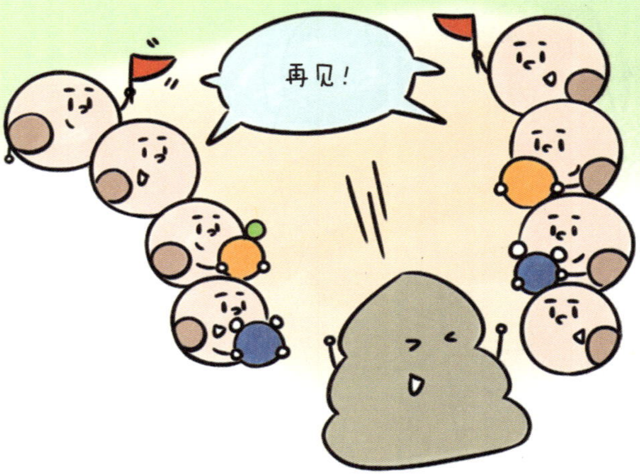


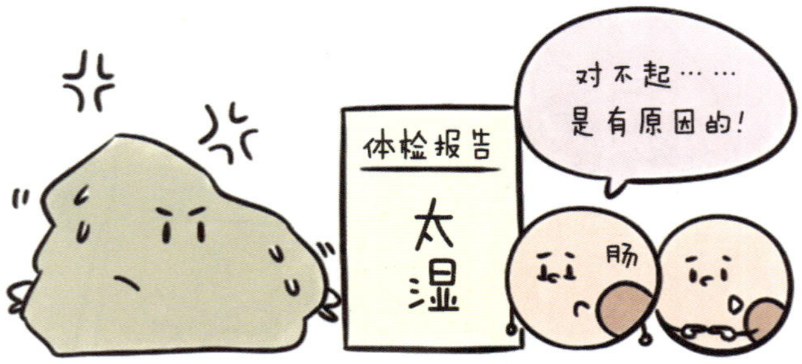


通常来说，如果细胞们的工作不能顺利开展，导致分泌的液体过多或吸收的水分过少，就有可能会引起腹泻。

腹泻可以被大概地分成感染性腹泻与非感染性腹泻。在细菌、病毒、真菌和寄生虫所引起的感染性腹泻中，细菌和病毒的感染最为常见。

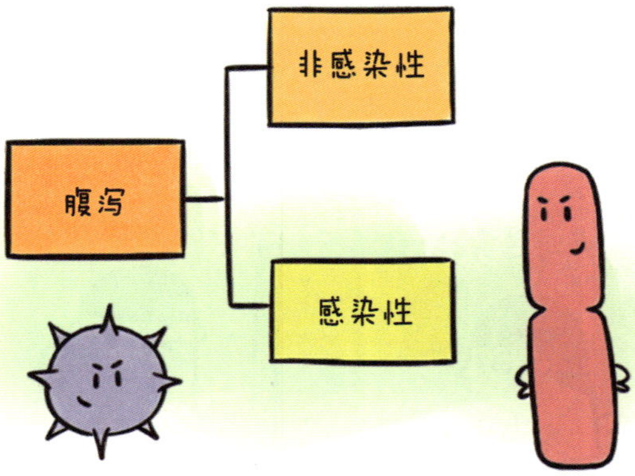


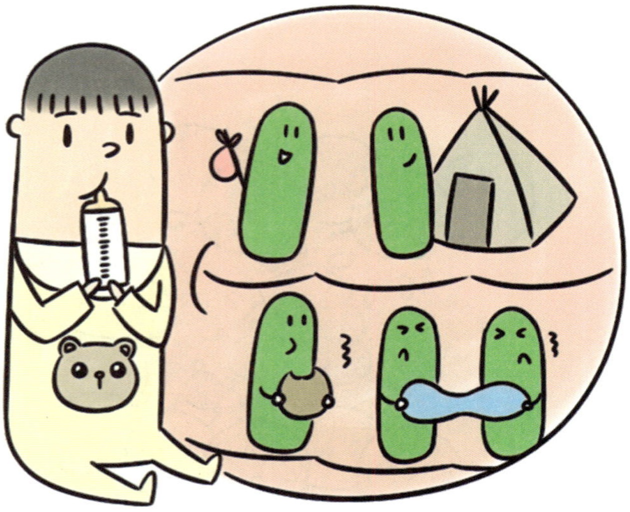

从你出生开始，消化道里就开始有正常菌群“安营扎寨”，在吸收消化道中营养物质维持生计的同时，也帮助肠道消化食物、分解一些物质。

对于消化道来说，这些细菌是好朋友，但是外来微生物的入侵可能会影响到正常菌群的生活，导致它们数量锐减。

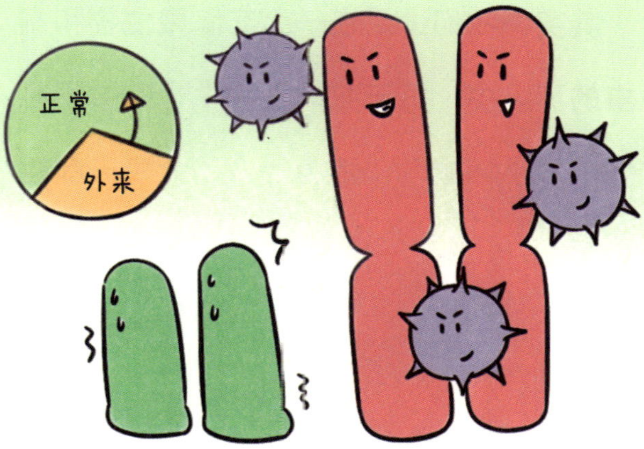


分泌液体的细胞们就像一个个闸门，外来微生物大举入侵时，就可能会去“骚扰”分泌液体的细胞，趁细胞不注意偷偷打开细胞们“开闸放水”的开关，导致液体分泌大量增多；

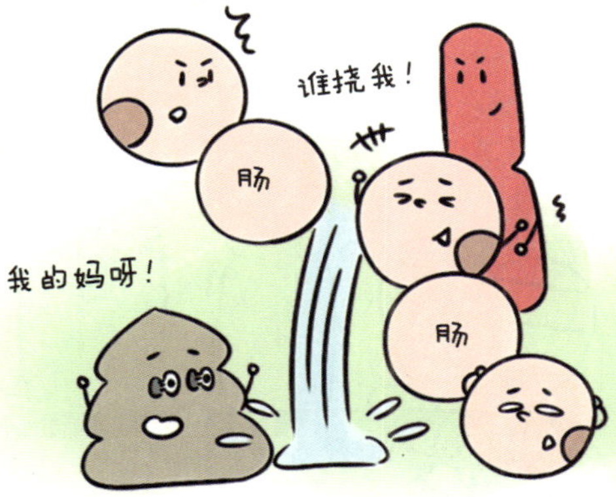


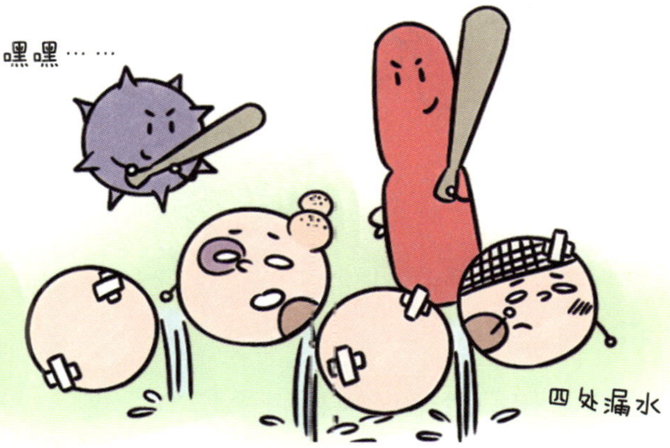


外来微生物也可能会直接把这些细胞“打晕”，导致闸门失效，液体大量丢失，甚至会伤及无辜的血管，导致血管中的血液咕噜咕噜地往外跑。

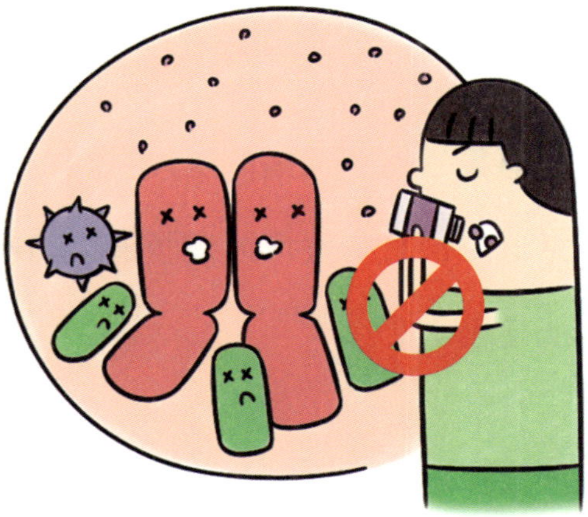

另外，乱用抗生素也会伤害到这些正常菌群，消化道中的原住民减少，外来的细菌就有更多的机会入住，导致消化道功能发生紊乱。

其实，我们生活在一个充满微生物和寄生虫的环境中，每天吃的食物中也有数不尽的病菌“小坏蛋”，那为什么不会每天都拉肚子呢？

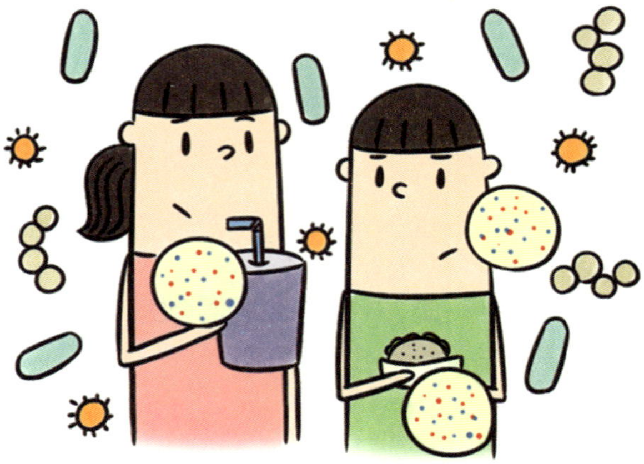

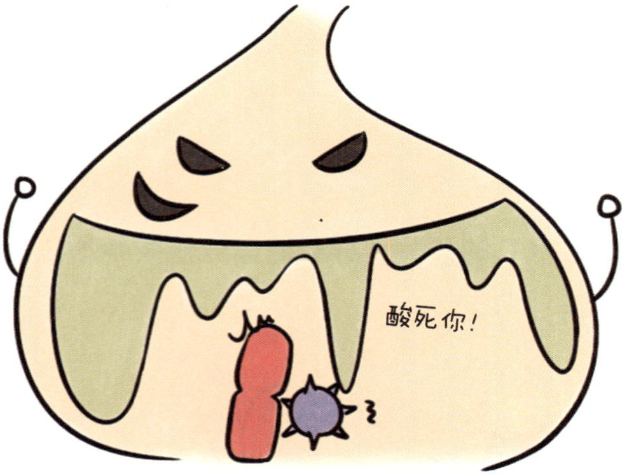


还记得胃里的消化液吗？胃的消化液中含有酸性极强的胃酸，可以杀死绝大多数外来的细菌。

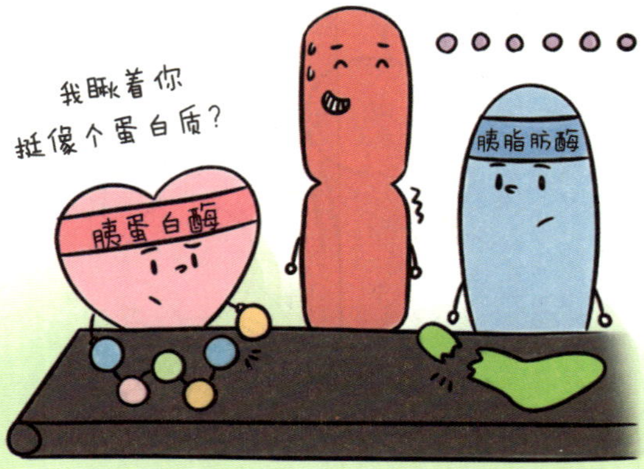


此外，胃和肠道中的蛋白酶、脂肪酶等对于细菌和病毒来说也极有杀伤力，这就使得这些外来入侵者没有可乘之机。

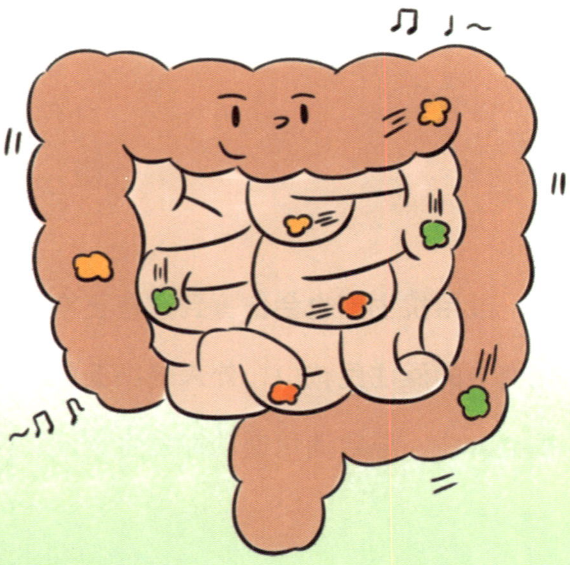

那么非感染性腹泻又指的是什么呢？

正常情况下，食物残渣通过肠道蠕动不断地沿着肠道前进。

而某些特定的食物或是腹部受凉，都可能会引起肠道蠕动加快，食物中的水分还没来得及被吸收就随着便便排出了，从而引起腹泻。

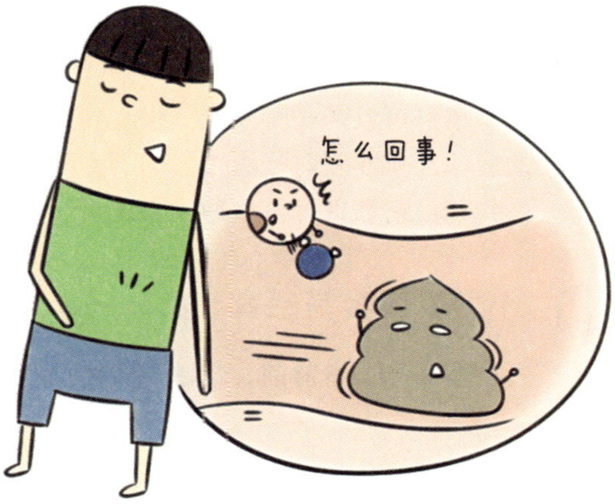


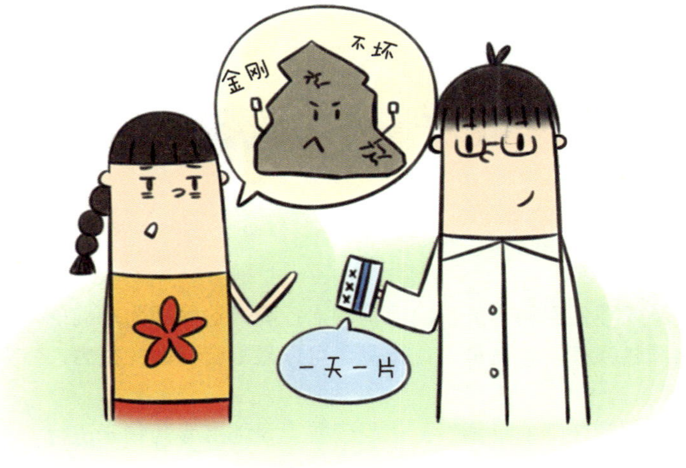


除了拉肚子之外，你或许也经历过便便不能排出的情况。于是医生就会开一些药物，来帮助便便排出。

其中有些药物可以防止细胞从便便中吸收过多的水分，或是促进细胞分泌液体和黏液，从而使坚硬的无法排出的便便变软或是变得湿润。在用药过猛的情况下，也可能会引起腹泻。

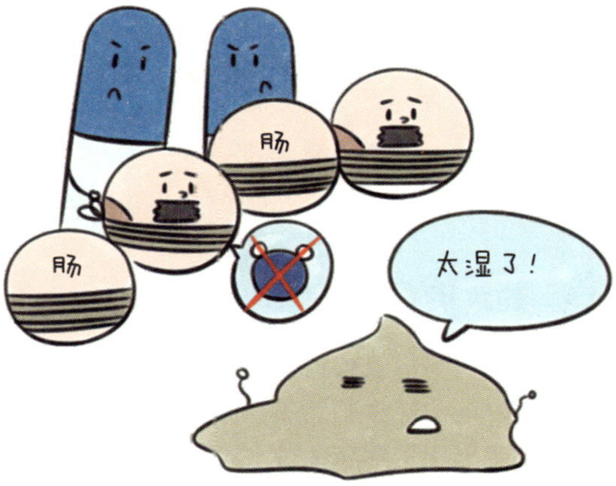


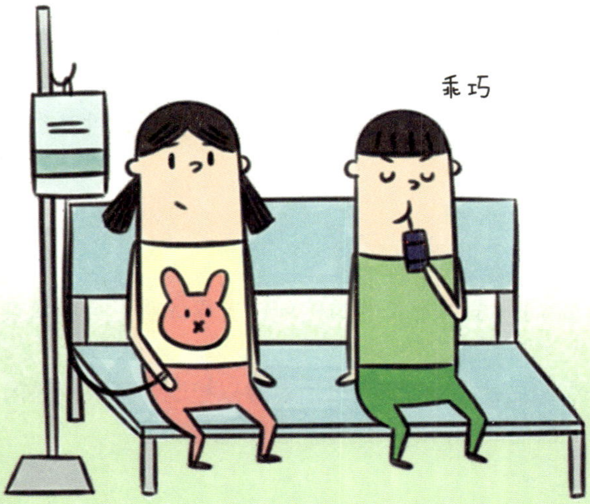


由于腹泻时大量的水分被排出，许多能够维持生命的重要离子也随着水分一起丢失了。如果你因为拉肚子去医院就诊，常常需要打点滴或者口服一些药物，主要就是为了补充身体丢失的水和重要离子。

## 只是普通的感冒吗？

感冒本身可以是一种疾病，但也可能只是某一种疾病的表面现象之一。如果出现了除鼻塞、鼻涕、打喷嚏之外的症状，就要及时找医生看病了。最常见的几种表现为感冒的疾病包括：流行性感冒（简称流感，跟感冒不一样！）、过敏性鼻炎、急性阑尾炎、急性传染病早期，等等。

## 小朋友很容易感冒！

人在婴幼儿、学龄前、学龄期很容易得感冒，在不同阶段最易感的病毒种类也不尽相同。

## 口鼻相通

从图中可以看出，人的呼吸系统可与口鼻相通。在大口呼吸、大口吃肉的时候，说不定鼻病毒就趁虚而入了。

随地吐痰是非常不文明的行为，除了有损形象、破坏市容外，随地吐痰还有别的坏处吗？其实，痰液中经常含有细菌或病毒，可能会通过空气传播给其他人！

## 感冒用药小贴士

为什么在面对这个主要由病毒引起的感冒时，人们不需要使用特定的抗病毒药物治疗呢？这是因为单纯的病毒性上呼吸道感染（如鼻病毒所引起的感冒）属于自限性疾病。也就是说，你完全可以靠着自身的免疫力，战胜这些致病微生物。

但是，如果你不小心被流感病毒盯上了，就需要在医生和药师的指导下，使用磷酸奥司他韦等药物来进行抗病毒治疗，尤其是刚刚出现症状48小时内服药的效果会更好。当你的体温超过38.5℃时，一定要在医生或药师的指导下服用药物哦！

## 四种儿童疾病

国家卫生健康委员会有一份“小儿四病”的黑名单，上面写着四种会影响小朋友们成长、甚至会威胁健康的疾病，它们分别是小儿肺炎、小儿腹泻、小儿贫血和小儿佝偻病。

## 肺炎的症状

爸爸妈妈们该如何帮助小朋友们及时发现肺炎呢？首先，可以通过小朋友们的呼吸频率发现端倪，如果孩子无缘由地出现呼吸频率增快，超过了40次/分钟，或者通过家里常备的听诊器，发现孩子背部两侧的下方及脊柱两旁出现了不随体位改变的中细水泡音，并且在深吸气结束的时候更加明显，说明小朋友们的身体可能正在负隅顽抗病原体的入侵呢。

## 肺炎的分类

如果这场斗争持续时间未超过1个月，这种肺炎就称为急性肺炎；持续1～3个月的，则称为迁延性肺炎；如果斗争超过3个月，就叫做慢性肺炎。

## 不同感染源的治疗周期

通过合理的治疗，肺炎链球菌肺炎大致可以在7～10天的时间里得到有效的控制，支原体肺炎大概需要10～14天。

而金黄色葡萄球菌肺炎的疗程大概需要6周。金黄色葡萄球菌所引起的肺炎之所以难以控制，不仅仅是因为这种细菌破坏力强，更是因为过去对抗生素的滥用，使金黄色葡萄球菌对抗生素产生了抵抗力。

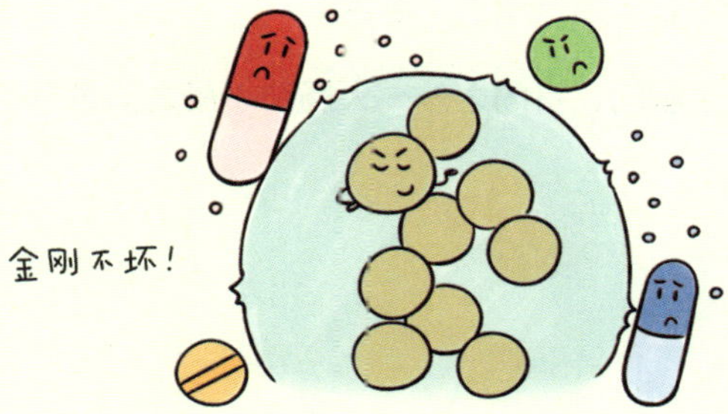


## 人为什么要吃饭？

地里的庄稼只需要浇水就能长大，人为什么不吃饭就不能长高呢？这是因为，植物能够通过光合作用自己合成所需要的能量物质，但是人类不具备这样的能力，必须通过进食来补充能量、维持生存。在长身体的时候更要好好吃饭、摄入均衡的营养哦！

## 解读消化道

人们常说的“小肠”是十二指肠、空肠和回肠的总称，而“大肠”则是下消化道中另外五种器官的总称。

食物从口中进入、从肛门排出的整个过程，还需要很多消化腺的帮助才能把营养输送给身体，它们分别是唾液腺、肝脏、胰腺，还有很多肉眼不易看见的无名小腺体。

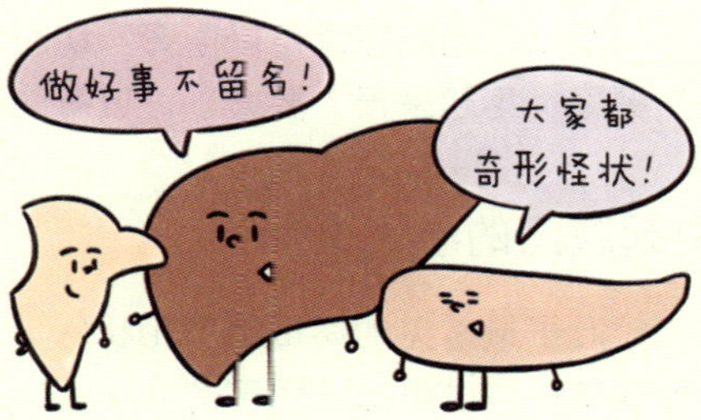


## 医学示意图的“左”和“右”

在这里需要向你说明的是，虽然我们在图上所看到的盲肠和阑尾在左侧，但它们实际上处在身体的右侧。医生为了交流方便，统一规定图上的“左侧”代表身体上的“右侧”，图上的“右侧”代表身体上的“左侧”，以避免在工作中因为个人的主观因素产生歧义。

## 嘴里有食物的时候别说话！

妈妈告诉你在吃饭的时候不要说话是有原因的：在正常情况下，食物之所以不会落进呼吸道，是因为在吞东西时，有一个叫做“会厌”的结构盖住了呼吸道的入口；但如果在吃东西的同时讲话，会导致这一通道开放，食物落入呼吸道的概率就大大增加了！

## 勤奋的胃

你的胃可是个勤奋的家伙，每次食物进去5分钟左右它就开始干活了。通过分泌胃液和运动两项招式，它就能在4～6小时把吃进去的美食送往“下一站”！

## 消化系统中的“单向门”

除了幽门、贲门之外，大肠和小肠之间也有类似的“单向门”结构，叫做“回盲瓣”。

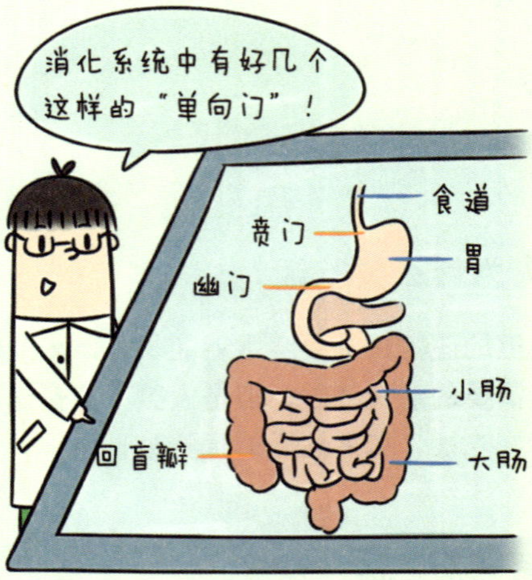


## 令人闻风丧胆的阑尾炎

腹泻只是消化道出问题的表现之一。除此之外，还会有腹痛、拉不出来粑粑、恶心、呕吐等表现。

你可能还听说过一种叫“急性阑尾炎”的疾病。“阑尾”位于肚子的右下方，它其实是一个退化了的免疫器官，本身并没有什么消化食物的能力。如果我们在吃完饭没有好好休息、过度运动，就有可能导致阑尾被“堵住”。所以，刚吃完饭可以遛弯，切忌追跑打闹，到时候谁痛谁知道！

虽然阑尾炎疼起来很“要命”，但有些人切除阑尾后正常生活也并不会受影响。

## 引起腹泻的小坏蛋们

引起拉肚子最常见的病毒是“轮状病毒”，最常见的细菌是“致腹泻大肠埃希菌”。

然而还有一些少见却很厉害的“坏蛋”，比如志贺杆菌（我国最常见的是B群福氏志贺菌）。它释放出一种叫内毒素的“武器”，能让人类身体变得十分虚弱，一天拉肚子的次数能高达30余次。更为严重的是，当这种毒素侵及血管或脑时，就会引起中毒性菌痢，导致剧烈头痛、呼吸衰竭、感染性休克甚至昏迷等。

避免吃不干净的食物，一定程度上就不会被这个菌痢盯上了。

## 引起腹泻的其他原因

除了前文中提到的因素之外，过敏或一些先天性的疾病也会导致反复腹泻。

## 人体内的重要离子

血浆中最多的钠离子和胞浆内的钾离子控制着体内的“水平衡”。其中，腹泻是否会引起脱水就是由钠离子的浓度决定的，医生给腹泻的小朋友输液的时候，也是根据钠离子浓度来选药的。

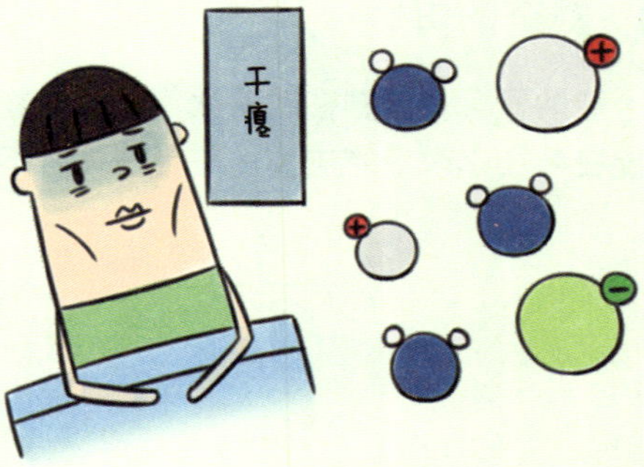

本书配有智能阅读助手，为您1V1定制

# 《你好！小医生》阅读计划

帮助您实现“时间花得少，阅读体验好”的阅读目的

建 议 配 合 二 维 码 一 起 使 用 本 书

您可根据自己的学习需求，量身定制专属于您的阅读计划：

| 阅读服务方案 | 阅读时长指数 | 为您提供的资源类型 | 帮助您达到以下学习目的 |
|---|---|---|---|
| 1. 高效阅读 | 阅读频次 较低　每次时长 较短<br>总共耗费时长 | 技巧类、总结类 | 直观理解血液在人体中发挥的作用。 |
| 2. 轻松阅读 | 阅读频次 较高　每次时长 适中<br>总共耗费时长 | 基础类 | 全面了解人从出生开始的成长过程。 |
| 3. 深度阅读 | 阅读频次 较高　每次时长 较长<br>总共耗费时长 | 拓展类、拔高类 | 科学认识微生物与人体的关系。 |

针对您选择的阅读计划，您可以享受以下权益：

## 立刻获得的主要权益

**1套科普认知类亲子网课**
专家授课免费学
指导家长呵护孩子身心健康

**1套本书配套资料包**
由出版社独家提供
辅助家长高效伴读

**1套专享礼券包**
内含实体书和课程专享礼券包
可在积分商城兑换实体书或精品课程

## 每周获得的主要权益

**专属伴读资讯**
16周最新亲子伴读资讯
每周2次推送

**亲子活动**
16周家庭亲子活动方案
每周1次

**精选好书推荐**
16周精选伴读好书推荐
每周1次

## 长期获得的主要权益

- 线上精品课　亲子伴读名师线上精品课分享　不少于1次
- 线下活动报名　线下辅导课或夏令营活动推荐　不少于1次

微信扫码

只需三步，获取以上所有权益：

1. 微信扫描二维码；
2. 添加智能阅读助手；
3. 获取本书权益，提高读书效率。

❶ 鉴于版本更新，部分文字和界面可能会有细微调整，敬请包涵。

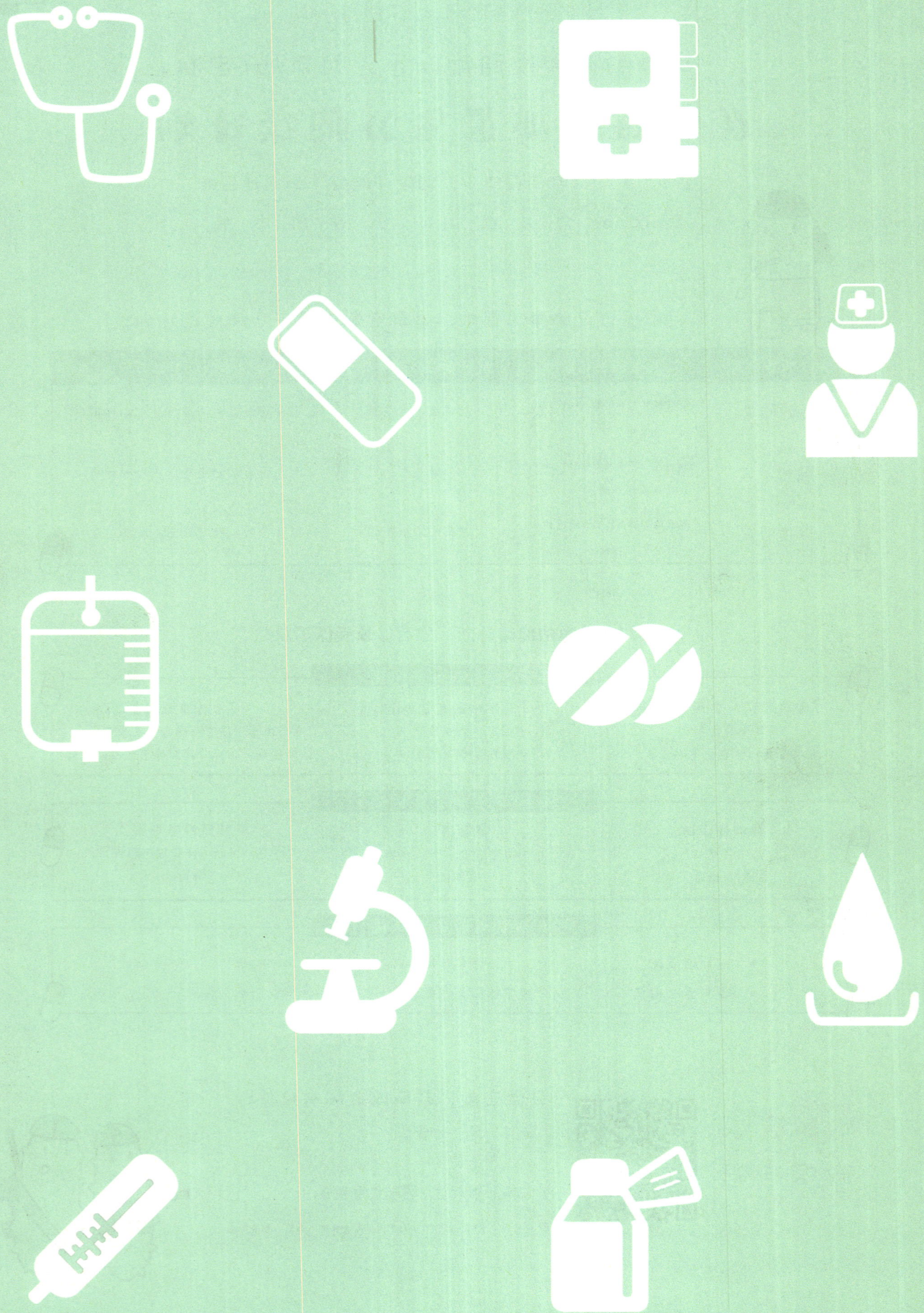